临床质谱技术理论与实践

Mass Spectrometry—
Principles and Clinical Applications

荣誉主编 李 敏（上海交通大学医学院附属仁济医院）
主 审 关 明（复旦大学附属华山医院）
主 编 张 洁（上海交通大学医学院附属仁济医院）
羽晓瑜（同济大学附属东方医院）
宋 燕（上海交通大学医学院附属仁济医院）

上海交通大学出版社
SHANGHAI JIAO TONG UNIVERSITY PRESS

内容提要

本书从临床质谱的基础知识出发，系统地阐述了质谱技术在临床检验中的应用原理、技术流程以及注意事项。主要内容包括：质谱技术基础知识，液相色谱技术概论及液相色谱–质谱联用技术，临床质谱实验室建设，质谱方法的开发与优化，临床质谱在疾病诊断中的应用和常见问题与故障排除。

本书适合有意建立临床质谱实验室的医院实验室工作人员、希望提高质谱技术水平的科研人员和技术人员和希望了解质谱技术在临床诊断中的应用前景的临床医生阅读参考。

图书在版编目（CIP）数据

临床质谱技术理论与实践 / 张洁, 羽晓瑜, 宋燕主编. —— 上海：上海交通大学出版社, 2024.9 —— ISBN 978-7-313-31013-2

Ⅰ.R4

中国国家版本馆CIP数据核字第20247MC617号

临床质谱技术理论与实践
LINCHUANG ZHIPU JISHU LILUN YU SHIJIAN

主　　编：张　洁　羽晓瑜　宋　燕

出版发行：上海交通大学出版社　　　　　　地　　址：上海市番禺路951号

邮政编码：200030　　　　　　　　　　　　电　　话：021-64071208

印　　刷：常熟市文化印刷有限公司　　　　经　　销：全国新华书店

开　　本：787mm×1092mm　1/16　　　　印　　张：12

字　　数：218千字

版　　次：2024年9月第1版　　　　　　　　印　　次：2024年9月第1次印刷

书　　号：ISBN 978-7-313-31013-2

定　　价：98.00元

序 一

　　质谱技术是一项通过质荷比（*m/z*）和结构碎片识别分析物的技术，在科研和专业临床实验室已广泛应用数十年。20 世纪 80 年代中期，软离子化技术的出现，为质谱技术应用于生物样本分析开创了全新的局面。软离子化技术，如电喷雾离子化和基质辅助激光解析 / 电离（MALDI）等，能够在不破坏生物分子结构的情况下对其进行离子化，这使得质谱分析能够更加有效地研究生物大分子。此外，质谱技术与气相或液相色谱结合，实现了对多种分析物的高灵敏和精确分析。在临床实验室中，质谱技术的广泛应用源于其独特的优势和不断变化的临床需求。首先，相比传统方法，质谱技术具备高特异性，能够精准识别分析物，避免误判，适用于复杂生物样品的分析。其卓越的灵敏度能够检测微量的化合物，扩展了疾病早期诊断和微量药物监测的范围。此外，质谱技术在单次分析中可检测多达数百种化合物的高通量分析能力，大大提高了分析效率，满足了临床对代谢谱和药物相互作用等多维信息的需求。其次，随着个性化精准诊疗需求的不断增长，质谱技术在临床诊断和个性化治疗方案的制订中发挥着至关重要的作用。其应用包括检测患者药物代谢特征以实现个体化给药，以及推动疾病特异性标记物的发现等。

　　本书旨在分享作者在建立临床质谱实验室过程中的经验和体会，为读者提供实用的临床质谱实验室建设和应用指南。内容涵盖质谱定量检测的理论基础和应用；详细介绍 LC-MS/MS 技术平台的建设过程，从实验室布局、仪器选择、检测方法开发、技术调试和性能验证到临床检测的应用等提供了详细而实用的建议。本书的目标读者为筹建 LC-MS/MS 实验室的科研和技术人员、正在使用 LC-MS/MS 技术的科研人员，以及对临床质谱技术感兴趣的各界人士。希望通过本书将我们在这一路上积累的经验和教训传递给新入行者，帮助其顺利建立和管理临床质谱实验室，为质谱技术在临床应用方面提供一些启示，推动临床质谱技术的普及和发展。

李敏

医学博士，研究员，二级教授，博士生导师

上海交通大学医学院附属仁济医院检验科主任

教育部"长江学者"特聘教授

上海市领军人才

中华医学会检验医学分会委员

中华医学会细菌感染与耐药防治分会委员

中国医师协会检验医学专委会委员

上海市医学会检验医学专科分会副主任委员

上海中西医结合学会检验医学专委会主任委员

序　二

质谱技术，作为一种能够精准识别和定量分析物质的强大工具，在近几十年来取得了飞跃发展。尤其是在生物医学领域，质谱技术与色谱联用，为我们深入解析生命过程、揭示疾病机制提供了有力手段。本书的出版，正是顺应了这一时代潮流，为广大科研工作者和临床实验室技术人员提供了宝贵的实践指南。

编者在书中系统地阐述了质谱技术在临床实验室中的应用，从基础理论到实践操作，从仪器选择到方法开发，内容全面而深入。尤其值得一提的是，编者结合自身丰富的经验，详细介绍了 LC-MS/MS 平台的搭建和优化过程，为读者提供了切实可行的建议。无论是初涉质谱领域的科研人员，还是希望拓展实验室检测能力的临床技术人员，都能从本书中找到有益的启示。

相信本书的出版将为推动质谱技术在临床的应用起到积极的作用。我们期待有更多的科研工作者和临床医师能够通过本书，掌握质谱技术，并将其应用于疾病诊断、药物研发等领域，为人类健康事业做出更大的贡献。

关明

研究员，教授，博士生导师

复旦大学附属华山医院检验医学科主任、中心实验室主任

中华医学会检验医学分会副主任委员兼秘书长

中国抗癌协会肿瘤基因诊断专委会副主委

上海医师协会检验医师分会副会长

上海市领军人才

上海市优秀学术带头人

国之名医

Clinica Chimica Acta 和《中华检验医学杂志》副总编辑

目　录

第一章
临床质谱检测实验室要求

第一节 质谱检测技术概论

质谱法（mass spectrometry, MS）是一种测量带电粒子质量的技术，具有高选择性。MS 既可鉴定未知化合物，也能对已知化合物进行定量，并确定分子的结构和化学性质，适用性广，灵敏度高。质谱法根据质荷比和碎片模式识别和计算精确分子量，化合物分子经过电离形成带电离子束，离子束中不同质荷比（m/z）的离子受到静电场或磁场的作用力，运动方向发生不同程度的偏转，彼此在空间上分离，最后通过收集和测量这些离子及其碎片得到质量谱图。

一、质谱技术发展史

100 多年前 Wilhelm Wien 观察到带正电的粒子在磁场和电场中的运动轨迹会发生偏转，这一发现迈出了质谱技术发展历程中的第一步。1906 年，J.J.Thomson 通过一系列实验，证明了阴极射线是由带负电的粒子组成的，证实了电子的存在，并提出了电子的质量 – 电荷比（m/z）概念，明确了质谱分析的关键参数，为质谱技术的诞生奠定了理论基础。1919 年 Francis W. Aston 发明了分子质谱仪，首次使用质谱技术对同位素进行分离。这一发明标志着质谱技术从实验室研究走向实际应用，成为一种重要的化学分析方法。A.J. Dempster 作为质谱仪的改进者，于 1918 年发明了旋转磁场质谱仪，将质谱技术的应用拓展到化学、物理、生物等多个领域。经过几代科学家开创性的研究工作，奠定了现代质谱技术的基础，开启了现代质谱学的大门，使得质谱技术从理论到实际应用的体系基本成型。

早期质谱的电离方式主要包括电子电离源（electron ionization, EI）和化学电离源（chemical ionization, CI），这些方法通过高压电弧或高能射线使不带电的粒子变成带电粒子，整个过程中需要高温气化，因此要求样品具有良好的热耐受性和易挥发性。这种离子化方法对分析样品的类型有很大的限制。20 世纪 80 年代中期，质谱技术在生物样本分析领域迎来了里程碑式的突破。美国科学家 John Fenn 首次报告了大气压电喷雾 / 质谱系统，并于 1988—1989 年间陆续发表了利用电喷雾离子化技术（electrospray ionization, ESI）分析多肽、蛋白质及低聚核苷酸等生物大分子研究的重要成果。与此同时，日本科学家 Koichi Tanaka 成功发明了基质辅助激光解吸离子化技术（matrix-assisted laser desorption ionization, MALDI）。ESI 和 MALDI 这两项技术的问世突破了早期质谱电离方式的限制，实现了对生物大分子的高效离子化，拓展了质谱技术的应用范围，开启了质谱技术在生物学、医学、药学等分析领域的新时代。

二、质谱仪的组成

通常来说，质谱仪主要由离子源、质量分析器和离子检测系统（图 1-1）三个功能模块组成。样品在离子源中电离成离子，这是质谱检测的关键步骤。

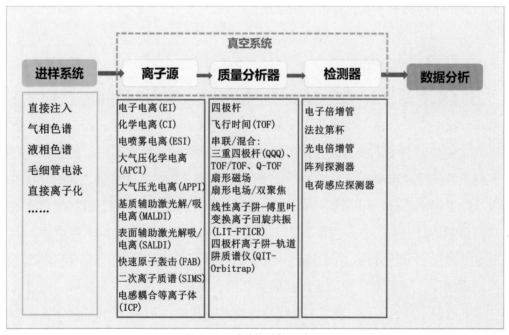

图 1-1　质谱仪结构示意图

质谱仪需在高真空环境下工作，以减少离子在质谱传输过程中与其他分子或离子发生粒子碰撞的机会，从而提高传输效率，降低对结果的干扰。质谱仪的真空度通常为 $10^{-2} \sim 10^{-5}$ Pa($10^{-4} \sim 10^{-7}$ torr)。高真空需要两级抽气：第一级是机械泵，提供低至 0.1 Pa (10^{-3} torr) 的初级真空；第二级采用扩散泵或涡轮分子泵提供高真空。泵送系统也是质谱仪的重要组成部分。不同型号的质谱仪真空仓的大小不同，所需要泵的数量及功率也各不相同。

1. 离子源（ionization source）

分析物分子被离子源电离后，经电场和磁场分离，最终被检测器记录。离子源技术从硬电离到软电离的迭代，使有机化合物的检测变得更加容易；加之气相色谱接口到液相色谱接口技术的演变，质谱技术的应用场景更加广泛。离子源的种类有电子电离源（electron ionization, EI）、化学电离源（chemical ionization, CI）、电喷雾电离源（electrospray ionization, ESI）、大气压化学电离源（atmospheric pressure chemical ionization, APCI）、大气压光电离源（atmospheric pressure photoionization, APPI）和基质辅助激光解吸电离源（matrix-assisted laser desorption/ionization, MALDI）等。其中 EI 属于典型的硬电离源，其原理是利用高能电子与气相样品分子碰撞，使样品分子失去一个电子，形成带正电荷的阳离子，同时形成大量的次级离子。EI 的特点是电离效果好，可产生丰富的碎片，提供大量的分子结构信息，且重现性好，易进行基于数据库的定性分析。相比之下，CI、ESI、APCI、APPI 和 MALDI 等都属于软电离源，其原理是利用较低的电离能或非碰撞电离机制将样品分子电离。临床质谱常用的三种电离技术包括 ESI、APCI 和 APPI，其优缺点具体如表 1-1 所示。电喷雾离子化（ESI）是一种适用范围广的离子源，电离范围从有机小分子扩展到各种大分子化合物，包括蛋白质、核酸和多糖等。ESI 能够在常压条件下进行电离，因此可与液相色谱（HPLC）等分离技术耦联，用于分析液态样品；其次，在电离过程中，分子不会受高能量的碰撞或激发，因此不易产生碎片，有助于保持分子的完整结构信息。ESI 的工作原理如下（图 1-2）。

（1）液滴形成：在毛细管出口处施加高压电场，将流出的样品溶液拉伸成细流，并使细流分解成带电的微小液滴。液滴的大小受电场强度、溶液流速、溶液性质等因素的影响。

（2）脱溶剂：从电喷雾源产生的带电液滴进入喷雾室，遇到加热干燥气体（如氮气）反向吹拂液滴表面，加速溶剂蒸发。液滴直径逐渐缩小，液滴的表面积也随之减小，而电荷保持不变，导致电荷密度升高。电荷密度升高是气相离子形成的关键因素之一。

（3）气相离子形成：当液滴表面电荷密度达到 Rayleigh 极限时，液滴表面的电荷之间的库仑排斥力逐渐增强，最终克服液滴的表面张力，导致液滴发生库仑爆炸，生成更小的带电液滴。这些液滴继续脱溶剂，部分离子会脱水，以单电荷或多电荷形式进入气相，成为气相离子。

表 1-1 临床常用的三种 MS 电离技术比较

电离技术	特点	适用范围	主要缺点
ESI	产生多电荷离子 可与液相或气相 色谱联用	极性化合物 小分子或大分子 化合物	易受基质效应和离子抑制的影响
APCI	形成单电荷离子	极性较弱化合物	质量数范围窄，不适用大分子；产生碎片离子很少，分析物的结构信息受限 不适用于热不稳定待测物
APPI	电离能力宽泛	弱极性或非极性 化合物	灵敏度有限，不适合热不稳定化合物，需添加辅助电离剂

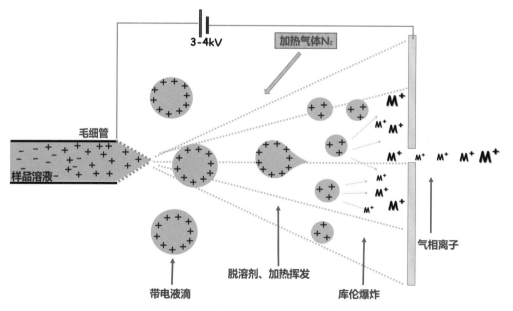

图 1-2 ESI 工作原理示意图

2. 质量分析器（mass analyzer）

带电离子进入质谱的质量分析器中，按质荷比（m/z）在空间或时间上进行分类和分离。质量分析器有四极杆质量分析器（quadrupole mass analyzer）、飞行时间质量分析器（time of flight mass analyzer）、离子阱质量分析器（ion trap mass analyzer）、静电场轨道阱质量分析器（orbitrap mass spectrometer）等。为了获得更多的化合物信息，通常将质量分析器串联在一起，提升了质谱仪的灵敏度和特异性。常用的质量分析器串联如三重四极杆串联（QQQ）、四极杆和离子阱串联（Q-trap）、四极杆和飞行时间串联（Q-TOF）、四极杆和静电场轨道阱串联（Q-orbitrap）等。为了获得更好的分子分离度和分离速度，通常在质谱仪前端连接液相色谱（liquid chromatography, LC）、气相色谱（gas chromatography, GC）或毛细管电泳（capillary electrophoresis，CE）等分离系统。目前临床实验室中最常用的液相色谱与串联质谱联用（LC-MS/MS）是三重四极杆串联质量分析器。LC-MS/MS 也是本书介绍的重点。

3. 离子检测系统（ion detection system）

离子检测器是质谱仪的重要组成部分，负责检测从质量分析器出来的带电离子质荷比和相对丰度并生成谱图。常用的离子检测器有电子倍增管检测器和光电模拟检测器。

（1）电子倍增管检测器：由多个级联的二极管组成，离子撞击电子倍增极产生次级电子流，可以使电子倍增，从而将微弱的离子信号放大到可检测的水平。电子倍增管检测器具有灵敏度高、噪音低等优点，广泛应用于各种质谱仪中。

（2）光电模拟检测器：利用光电效应将入射的离子转换成光信号，再通过光电倍增管进行放大。光电模拟检测器具有高灵敏度、快速响应等优点，适用于检测短寿命离子。

第二节　液相色谱技术概论

色谱技术是一种基于化合物在固定相和流动相之间分配系数差异的理化性质对混合物进行分离的方法。固定相是固定在色谱柱中的材料，流动相是流过色谱柱的溶剂。样品中的不同化合物与固定相和流动相的亲和力不同，导致它们在色谱柱中的移动速度不同，最终实现分离。1903 年俄罗斯植物学家 Mikhail S. Tswett 最早提出色谱这个概念。他利用植物色素在不同溶剂中的溶解度不同，将其分离成不同的色带，从而开创了色谱分析技术。将植物叶中的色素分离成不同颜色的谱带，"色谱"由此得名。其原理是利用样品中不同的化合物在被流动的溶剂（流动相）携带时移动的速度不同，或在固体颗粒（固定相）上保留的时间不同实现分离。色谱的分类有纸色谱、柱色谱、薄层色谱、凝胶色谱、离子色谱、气相色谱、液相色谱及超临界流体色谱。

色谱核心的塔板理论是 Martin 和 Synge 于 1941 年首先提出的。他们将色谱柱看作是一个由许多塔板组成的分馏塔，每个塔板上都发生了物质的分离。塔板理论可以用来计算色谱分离的理论塔板数，这是衡量色谱分离效果的一个重要指标。Van Deemter 等人从色谱动力学的观点出发，提出了色谱过程的动力学理论，即速率理论。速率理论深入论述了影响与控制分离过程的各种因素，包括扩散、分配和相互作用等。速率理论奠定了色谱柱和色谱分离的理论基础。色谱核心要解决的问题是如何提高色谱分离效果，即提高分离度、减少展宽和提高分辨率。从 Van Deemter 等方程中可以得出诸多推论：①色谱流速有个最适值，过高或过低都会降低分离度；②色谱填料颗粒度越小，分离度越好，但柱压也会更高，需要耐压更高的色谱系统；③色谱柱越长，理论上可以增加塔板数，但色谱展宽也是随之而来的问题。

一、液相色谱分离原理

科克兰（Kirkland）等把高压泵和化学键合固定相用于液相色谱，开发了世界上第一台高效液相色谱仪。高效液相色谱法是以液体作为流动相，各化合物通过色谱柱产生的速度差异达到分离和检测的目的。在色谱柱中，化合物和流动相之间的亲和力（范德华力）越强，随流动相通过色谱柱的速度就越快；而与固定相的亲和力越强，则通过色谱柱的速度就越慢。

常见色谱分离模式根据色谱柱的类型可分为反相色谱法（reverse-phase columns, RPC）、正相色谱法（normal-phase columns, NPC）、亲水作用色谱法（hydrophilic interaction liquid chromatography, HILIC）、离子交换色谱法（ion-exchange columns, IEC）、体积排阻色谱法（size exclusion columns, SEC）等。

（1）反相色谱法（RPC）：色谱柱是非极性的，如 C18 柱，流动相由水和有机溶剂组成，极性分子从色谱柱中洗脱得更快，而非极性分子洗脱得更慢。反相色谱法适用大多数化合物，包括极性、非极性化合物以及多肽和蛋白质等，尤其适合分离脂类和类固醇等非极性化合物。

（2）正相色谱法（NPC）：色谱柱是极性的，如硅胶柱，流动相为非极性。用于分离极性化合物，如碳水化合物、氨基酸和多肽。

（3）亲水作用色谱法（HILIC）：根据化合物的亲水性进行分离。色谱柱中的固定相是极性的，如硅胶、酰胺键、聚乙烯醇等。当分析物溶液通过色谱柱时，极性化合物与固定相上的极性基团发生相互作用，从而被吸附在固定相上。当流动相的极性逐渐增加时，极性化合物从固定相上解吸，并从色谱柱中流出。因此，HILIC适合分离在C18上难保留的高极性化合物，如糖类、氨基酸、蛋白质等。

（4）离子交换色谱法（IEC）：根据带电分子与固定相上的带电基团之间的相互作用进行分离。色谱柱中固定相含有带电基团，吸引带相反电荷的分析物。当分析物溶液通过色谱柱时，与固定相上的带电基团发生静电相互作用，从而被吸附在固定相上。流动相通常是含盐溶液，盐中的离子与固定相上的带电基团发生竞争性结合，从而导致分析物从固定相上解吸。离子交换色谱法用于生物大分子的分离，如氨基酸、蛋白质、核酸等。

（5）体积排阻色谱法（SEC）：根据分子在溶液中的体积大小进行分离。色谱柱中的固定相是多孔的聚合物。当分析物溶液通过色谱柱时，小分子可以进入固定相的孔隙中，而大分子由于体积过大，无法进入固定相的孔隙，可以更快地通过色谱柱。因此，大分子物质在色谱图上会出现较早的峰，而小分子物质在色谱图上会出现较晚的峰。通常用于分离聚合物和蛋白质。

二、液相色谱仪的构造

1. 液相色谱仪的组成

高效液相色谱（high performance liquid chromatography, HPLC）系统由高压输液系统（包括流动相储液器、流动相脱气器、流动相泵和混合器）、进样系统（包括自动进样器系统）、分离系统（包括温控柱炉）、检测系统和数据处理系统5个部分组成（图1-3）。

2. 液相色谱仪工作流程

（1）脱气：在标准大气压下，空气很容易溶解在流动相中。如果流动相含有气泡并进入输送泵中，可能会出现流量波动和基线噪声、漂移等问题。因此需通过脱气装置去除流动相中的气泡。

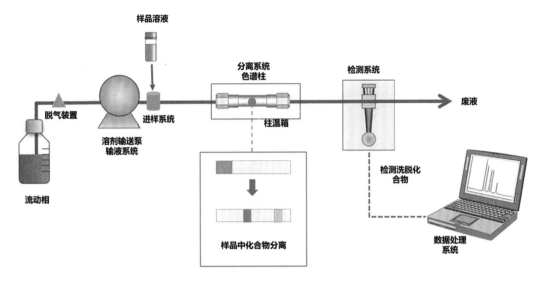

图 1-3　液相色谱仪组成部分

（2）注入流动相：高压输液系统的溶剂运送泵负责将流动相输送到色谱柱中，并维持系统的压力。

（3）样品进样：进样器负责将标准溶液或样品溶液引入流动相。

（4）化合物的分离：色谱柱将样品中的不同化合物分离。温度波动会影响色谱柱对化合物的保留及分离，因此应保持柱温箱温度恒定。

（5）化合物的检测：从色谱柱洗脱的化合物进入检测系统检测，并生成色谱图。

（6）数据处理：数据处理系统处理来自检测器的信号，获得色谱图以鉴定和定量化合物。

三、色谱图

色谱图（chromatogram）是指样品中各组分从色谱柱中洗脱分离后，经检测器输出信号，把响应强度随时间或载气流出体积的变化作图可得到二维曲线图（图1-4），纵轴表示检测器信号强度，横轴表示分析时间。色谱图中的每个峰代表样品中的一个组分。峰的形状和位置可以提供相关组分的定性和定量信息。此外，色谱图还可以提供有关色谱柱效能和色谱分析条件的信息。色谱柱效能越好，峰越窄，分离效果越好。色谱分析条件不同，峰的形状和位置也会有所不同。

（1）基线：当没有化合物从色谱柱中洗脱出来时，系统噪声随时间变化绘制一条平行于水平轴的线。

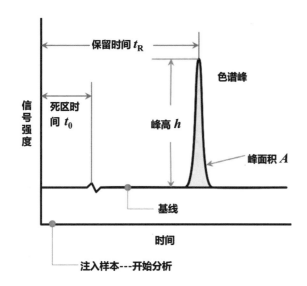

图 1-4 色谱图

（2）色谱峰：检测器根据目标化合物在洗脱带中的浓度作出响应得到的钟形图。

（3）保留时间（retention time, t_R）：是指某组分在色谱柱中滞留的时间，样品进样点到峰顶之间的时间间隔。色谱图中峰的位置可以用来确定该组分在色谱柱中的保留时间。每个组分在给定的色谱条件下都有一个特定的保留时间。因此，可以通过比较不同组分的保留时间来确定化合物的性质。

（4）死区时间（dead time, t_0）：非滞留化合物（与固定相没有相互作用的化合物）从进样器到检测器所需的时间。

（5）峰高 (peak hight, h)：峰顶点与基线之间的垂直距离，用来定量样品中某组分的含量。

（6）峰面积 (peak area, A)：峰与基线包围的区域，峰面积与样品组分的含量成正比。因此，通过测量峰面积可以确定该组分的含量。

第三节　液相色谱串联质谱技术概论

质谱技术通过质荷比(m/z)区分化合物，具有良好的选择性。然而，在实际应用中，对于复杂样品，单靠质谱法很难将目标分析物从可能含有数千种分子的样品中分离出来。例如，分子量为250 Da的化合物就超过1500种。为了提高分离效率和检测精度，在将样品提交给质谱仪之前，需增加一种额外的分离技术。因此，液相色谱串联质谱（LC–MS/MS）技术应运而生。液相色谱根据化合物的物理化学性质进行分离，而质谱则根据化合物的质荷比（m/z）进行分离。 LC–MS/MS结合了液相色谱和质谱双重选择性的优势，实现了复杂混合物中的目标分析物有效分离和检测（图1-5）。此外，LC–MS/MS技术适用于亲水性强、挥发性低、热不稳定的化合物，因此，LC–MS/MS已成为目前临床质谱实验室应用最多的定性和定量的新技术之一。尤其在小分子以及结构类似化合物的定性和定量检测方面，与免疫方法相比，LC–MS/MS具有显著的优势。此外，LC–MS/MS还常被用于建立临床生化检测项目的参考方法和研制参考物质。

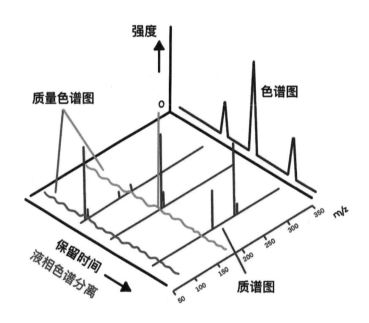

图 1-5　LC–MS/MS 技术二维分离鉴定复杂混合物中的成分

一、液相色谱串联质谱的组成

仪器由三部分组成：

（1）液相色谱：输液泵、进样器、色谱柱（置于柱温箱中）。

（2）质谱系统：离子源、质量分析器和检测器。

（3）数据分析系统：计算机硬件和软件系统。

二、三重四极杆工作原理

1. 四极杆质量分析器工作原理

四极杆质量分析器由四根平行排列的圆柱形金属杆组成，相邻2根金属杆的极性相反，对角金属杆的极性相同。离子源产生的离子在经过几十伏的低电压下沿Z轴方向飞行，穿过一个小孔进入四极杆区域。每个金属杆上施加直流（direct current, DC）和射频（radio frequency, RF）电压，当DC电压和RF电压组合作用于每一极时，在四极杆内形成一个相位快速变化的电场。这个电场使通过的离子在X轴和Y轴方向上振荡。只有特定质荷比(m/z)的离子才能保持稳定的振荡，螺旋式地飞行通过四极杆到达检测器。其他质荷比的离子则振荡不稳定，飞行轨迹发生偏转，或撞在金属杆上或飞出电场，不能到达检测器（图1-6）。若DC和RF电压以固定方式加在四极杆上则可过滤或检测特定分析物离子的m/z值。而通过施加连续改变的电压扫描，可以获得m/z值的范围。然而，单个四极杆仅能测量离子源中形成的离子，无法同时获得一级离子和二级离子，因此得到的离子信息有限。

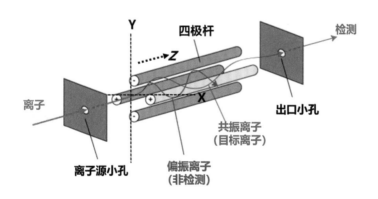

图1-6　四极杆质谱工作原理：当设置过滤某一特定离子，
其他质量的离子则以多种方式丢失或直接偏离轨道

2. 关于四极杆的两个关键电压

DC电压和RF电压是四极杆的关键电压。通过设置固定频率的RF，并结合适当的DC电压，使四极杆成为只有特定m/z的离子才能通过的质量过滤器，可以分辨出m/z相差1 Da左右的质量数；或通过施加连续变化的电压，扫描一系列不同m/z的离子，可以获得样品的质量谱图。只施加RF电压，四极杆起离子通道的作用，不能识别离子，但可以引导离子通过电场。

马修（Mathieu）函数最初由法国数学家 Émile Léonard Mathieu 于 1868 年导出，用于描述椭圆鼓膜的振动。马修方程能很好地描述离子在 X 轴和 Y 轴运动的规律，是四极杆的重要理论基础。如图 1-7 中阴影区域所示，稳定离子振荡所需的条件由离子的质量和振荡频率决定，这一点在马修方程中有所体现。对于质量为 m_1、m_2 和 m_3 的离子，稳定区域各不相同。如果在保持直流电压（Y 轴）与高频交流电压（X 轴）之比恒定的情况下变化电压，就会得到一条直扫描线（1）。这条扫描线依次穿过质量为 m_1、m_2 和 m_3 的离子的相应稳定区域。因此，这些离子会按照相同的顺序（m_1、m_2 和 m_3）依次通过四极杆。通过这种方式，可以得到一个质量从小到大的离子谱图。

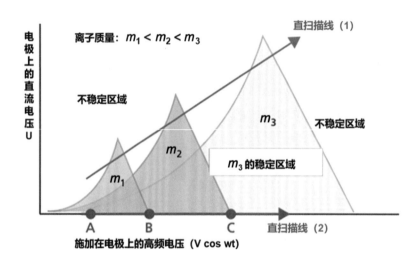

图 1-7 基于"Mathieu 方程"理论的离子运动变化

3. 串联四极杆（三重四极杆）工作原理

三重四极杆质谱仪由三个串联的质谱仪组成，其中两个四极杆质量分析器之间由碰撞室隔开。第一个四极杆质量过滤器（Q1）用于筛选母离子，筛选出的母离子进入碰撞室（Q2），在碰撞室中，带电母离子与惰性气体（如氮气、氦气或氩气）发生碰撞诱导解离（collision-induced dissociation，CID）产生碎片离子，碎片离子的结构由母离子分子结构的固有键能决定。因此，保持 CID 条件一致，可获得高重现性的碎片离子结构和相对离子强度。碰撞室中使用的惰性气体类型会影响碰撞效果。氮气和氩气是常用的碰撞气体。氮气可以和离子源共用同一个气源（纯度不同），在实验室操作中更方便；氩气分子量较大，动能更高，惰性也更好，因此与离子碰撞的效果更好。然后将这些离子传输入检测器。每个母离子/碎片离子对被称为一个"检测通道"（transition）。只有具有特定"检测通道"（母离子/碎片离子对）的待测物离子才能到达检测器，因此串联四极杆质谱法具有极高的特异性。这种数据采集模式称为选择性反应监测（selected reaction monitoring，SRM）。该方法还可监测多个检测通道，称为多重反应监测（multiple reaction monitoring，MRM）。由于SRM在整个运行时间内监测特定的目标离子对，因此能够显著提高灵敏度和信号重现性。利用SRM可准确、精密地定量测定目标待测物。串联四级杆能提供母离子和碎片离子的信息，生成二级谱图，辅助分子结构解析，其工作原理见图1-8。

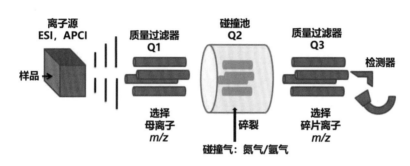

图 1-8　串联四极杆（三重四极杆）工作原理

第四节　液相色谱串联质谱仪的选择原则

LC-MS/MS 是一种结合了液相色谱和质谱的仪器，用于分析复杂有机混合物。在选择临床实验室中的 LC-MS/MS 仪器时，需要综合考虑各种化合物的检测需求，并在灵敏度、分析速度、系统稳定性以及分析通量等诸多方面进行权衡，以选择最适合的系统。商用 LC-MS/MS 系统种类繁多，每个系统由多个相互配合的模块组成。不能仅仅根据单一模块的性能来评价整体系统的表现。下面将从每个模块的主要性能特点进行介绍。

一、液相色谱系统的主要性能参数

1. 输液泵

高效液相输液泵提供稳定准确的流速，通常分为二元和四元液相系统。二元泵具有 2 套管路，可以进行两相溶剂（有机相和水相）混合，实现等度或梯度洗脱。目前大多数的串联质谱仪配备二元高压液相系统，适合更高柱效和更高背压色谱柱的使用。有些厂家的二元高压液相系统还提供额外的 2 套管路，用于辅助溶剂输送、溶剂切换或预混合溶剂，以提高分析效率和灵活性。例如有机相 A 可进行 A1 和 A2 两种有机相的自动切换，水相 B 可进行 B1 和 B2 两种水相的自动切换，可增加无人值守的时间窗，提高检测通量。四元泵有 4 个溶剂管路，可以同时进行 4 相溶剂混合，适合较为复杂的色谱分离。

输液泵的核心参数是流量精度和最高操作耐压。通常要求流量精度的相对标准偏差（relative standard deviation，RSD）小于 0.1%。不同类型液相系统可达到的耐压不同，高效液相系统耐压最高可达 5000 ～ 6000 psi(34 000 ～ 41 000 kPa，或 345 ～ 415 bar)；超高效液相的耐压可达 18 000 ～ 19 000 psi (124 100 ～ 131 000 kPa，或 1241 ～ 1310 bar)。

除此之外，流速范围和延迟体积也是考察液相系统性能的参数。流速是影响液相色谱分离效率和分析时间的重要因素。流速越快，样品通过色谱柱的速度就越快，分析时间就越短。但是，流速过快会导致峰展宽，降低分离度。因此，液相色谱系统应具有较宽的流速范围，以满足不同分析需求。延迟体积是指样品从进样口进入被检测器检测到所需的时间。包括进样系统、色谱柱和连接管路等引起的死体积。延迟体积越大，样品峰展宽越大，分离度越低，分析灵敏度越低。因此，液相色谱系统应具有较小的延迟体积。

2. 自动进样器

自动进样器的进样精度和温度控制以及上机样本的通量是液相系统日常操作中比较重要的部分。自动进样器系统通常配备冷却恒温系统，保证自动进样器温度恒定；192 个样本（96×2）和 384 个样本（96×4）通量是比较常见的配置。

3. 色谱柱恒温箱

温度是影响色谱分析的重要因素，因而色谱柱需要放在色谱柱恒温箱（柱温箱）中以实现温度控制。柱温箱温度是影响保留时间、峰形、分辨率、柱效的一个关键参数，柱温箱的实测温度应在设定温度允许的偏差范围内。

4. 压力要求

塑料聚合物管具有耐化学性、易于操作的特点，并且通常足以用于标准 HPLC

压力。超高压系统需要不锈钢导向管。在选择熔接、卡箍和接头时，必须考虑压力要求。

5. 真空脱气系统

HPLC 系统具有高分离效能，应包含集成的真空脱气系统，以去除流动相中的少量溶解气体。流动相中溶解的气体可能影响保留时间和峰高 / 面积的重现性。常见的脱气系统含两个通道以上的脱气模块。

二、质谱系统的主要性能参数

选择质谱系统时，应根据实际用途充分了解仪器的硬件性能及关键参数，从而做出正确的选择。质谱仪的重要硬件包括离子源和检测器，性能参数包括质量数范围、扫描速度、MRM 灵敏度（正 / 负离子模式）、线性范围、质量准确度、质量稳定性和定量重复性等。

1. 离子源

离子源是分子离子化的核心部件，其性能优劣对质谱仪的整体性能至关重要。通常要求配备 ESI 和 APCI 两种离子源，个别厂家是复合离子源的模式，应标注 ESI 和 APCI 的自动切换时间。另外，离子源的脱溶剂温度也很重要，温度过低会影响脱溶剂效果，最终影响离子化效率。但由于不同厂家的设计理念不同，离子源舱体容积大小也不同，所以并不是温度越高越好。

离子源的接口，常见有锥孔及毛细管两种设计，其核心目的是聚焦离子，减少后续的传输损失和保持高灵敏度。毛细管设计容易出现离子依附残留在毛细管中，故需要定期更换，存在更换成本；锥孔也需维护，但拆卸清洗即可，成本较低。

2. 检测器

串联质谱系统通常采用电子倍增检测器和光电模拟检测器。电子倍增检测器具有较高的数据真实度，可改善低浓度样品的稳定性。而光电模拟检测器则通过光电转化实现检测，因此具有较长的设备寿命。

3. 关键性能参数

临床样本种类多样，且化合物存在同分异构的情况，当对上千种或上万种具有不同结构的化合物进行检测时，如果样品直接进入质谱仪中，会出现离子间的相互抑制、谱图复杂难以解析等难题，导致检测结果偏离。因而关键性能参数的设置是质谱检测重点关注的内容。

（1）质量数范围：质量分析器所能测定的离子质荷比（m/z）的范围。通常采用原子质量单位道尔顿（Da）进行度量。5 ~ 2000 Da 基本覆盖了有机小分子和多肽。一般小分子化合物的 m/z 都低于 1000 Da，但某些带单电荷化合物的最优 m/z 可能大于 1000 Da（例如环孢霉素的 m/z 为 1220 Da）。蛋白质等大分子化合物的分子量从几千到上万，进入质谱仪后通常都带多电荷，从而降低 m/z。当 m/z 小于 1000 Da 时，蛋白质的离子稳定性和灵敏度达最优。此外，在 APCI 模式下，化合物单电荷形式灵敏度最佳，所以如果化合物分子量大于 1000 Da，其 APCI 模式下的质荷比就可能超过 1000 Da。大部分质谱仪的质量范围上限在 1000~3000 Da，所以 2000 Da 基本可以覆盖绝大部分化合物。

（2）扫描速度：单位时间内扫描的 m/z 范围，如扫描速度 ≥ 12 000 Da/s；该扫描速度一般指的是用于定性分析的动态扫描。

（3）MRM 灵敏度（正、负离子模式）：对某个物质的质谱峰，仪器对单位样本所产生的响应值。灵敏度是一个比较难以衡量的指标，因为相同指标在不同仪器上，设置不同的参数会产生不同的效果；灵敏度通常采用信噪比来做衡量，但信噪比的计算方式多种多样，相同的数据不同的计算方式可能会得到相差数百倍的信噪比数值；而信噪比的另外一个不确定因素是噪音，因为目标信号是固定的，但噪音选择的时间点及时间宽度不同，信噪比也会有明显的差异。因此，可以在衡量信噪比时固定参数，例如 ESI 正离子模式：1 pg 利血平标液（609/195）过柱，不做平滑等任何数据处理，采用 peak to peak（P to P）的计算方式计算信噪比，选择出峰后 1 ~ 1.5 min 时间段的基线响应作为计算信噪比的噪音；信噪比的高低并不能体现仪器的整体性能，因为实际使用中还需要质谱具备一定的抗基质能力。

（4）线性范围：至少 ≥ 4 个数量级的线性范围。

（5）质量准确度：全质量范围内与理论质荷比的误差，例如在 ± 0.2 Da 范围内。

（6）质量稳定性：全质量范围 < 0.1 Da/24 h。

（7）定量重复性：如连续 6 针进样，不做平滑等数据处理，自动积分，计算峰面积，RSD ≤ 8%；性能更好的仪器可达到更低的变异系数。

（8）正负离子切换：串联四极杆质谱仪可以在监测正离子和负离子之间快速切换。因此，酸性和碱性化合物都可以在一次实验中检测。最小极性切换时间应参考仪器制造商的指南，因为这些时间可能大于单极性分析中的通道间延迟时间。在不影响灵敏度的前提下，极性切换时间越少，可同时检测的化合物数量越多。

除此之外，仪器的长期稳定性也是一个核心性能指标。在购买质谱仪时衡量其长期稳定性的方法包括：①要求制造商提供仪器的长期性能数据，询问销售或技术人员关于设备的性能验证，了解在连续运行一定时间后，仪器的灵敏度、分辨率和精确度等性能指标是否有显著变化。②咨询领域专家对特定型号质谱仪长期稳定性的看法，了解其他用户的评价和经验分享，可以从论坛、用户群组或厂家提供的案例中获取，其他用户的实际使用经验对判断仪器长期稳定性很有帮助。③选择有良好声誉的厂家和品牌能够确保仪器长期稳定性，知名品牌的质谱仪通常质量控制和售后服务更可靠。④了解技术支持和维护服务，一个好的技术支持和快速响应的服务团队可以确保质谱仪在遇到问题时能得到及时的维护和修复，从而保持设备的长期稳定性。⑤在购买前，参加仪器演示或试用，亲自体验其性能和稳定性。⑥设备维护与操作培训：了解设备的维护需求和操作复杂性。一个设计良好且易于维护的设备，其长期稳定性通常更好。⑦了解硬件构造和材料：评估仪器使用的材料和构造质量。高质量的材料和精密的制造工艺可以提高设备的耐用性和稳定性。⑧软件更新和兼容性：软件的更新频率和兼容性也是衡量质谱仪长期稳定性的重要因素。定期的软件更新可以修复已知问题并提升设备性能。⑨环境适应性：考虑仪器对环境条件的适应性，如温度、湿度和电磁干扰的影响。一个对环境条件变化有良好适应性的设备，其长期稳定性通常更佳。

第五节　临床质谱实验室筹建要求

与常规实验室相比，质谱仪器分析工作对实验室环境、人员、设备和试剂耗材等有较高的要求。因此在实验室筹建时就要从人、机、料、法、环等方面充分考虑，合理布局。

一、实验室布局

质谱实验室应符合临床实验室建设规范要求，实验室空间可根据不同的功能需求分为仪器检测区、结果分析区、样本处理区等不同功能区域。仪器检测区应参考质谱仪器生产厂商的要求，考虑空间布局、电源配置、供排气、环境温/湿度等，并进行生物安全风险评估。质谱内部是真空仓，需要机械泵和分子涡轮泵进行持续抽真空。机械泵的噪音比较大，同时质谱的氮气源多用氮气发生器，功率越大，噪音越大。为降低噪音的职业损伤，建议人机分离。如果做不到人机分离，可将机械泵放置在隔音箱内，氮气发生器置于其他房间。实验室场地改建可以请仪器供应商技术人员现场勘测并给出改建意见。

二、质谱实验室的环境要求

质谱仪对实验室温湿度、电磁辐射、震动和光线等有较高的环境控制要求。应考虑环境灰尘少、换气良好、地面水平良好、远离电磁辐射源、避免阳光直接照射，不能有身体可觉察的振动等。实验室设计既要保证仪器的要求，也要满足员工舒适的工作环境要求。质谱室环境温度建议维持在 15 ~ 24 ℃，室温过高，会导致质谱仪热保护关机。相对湿度控制在 35% ~ 70%，不凝露，湿度大应配备除湿机。请勿在含有爆炸性气体的环境中运行设备。在仪器上面和周围不可使用可燃性危险品、避免引起火灾和爆炸。当工作中用到易燃材料，如异丙醇、甲醇和其他易燃溶剂时，应避免火源。

三、仪器安装要求

1. 安装前准备工作

（1）了解仪器相关技术参数：产品型号、仪器体积、仪器重量、功率（最大功率、插座数量），供气参数（气体类型、气体规格、供气压力、流量、接头尺寸）和排废气管参数（废气管外径、长度）。

（2）若有条件，氮气发生器、UPS 以及电池组可与 LC-MS/MS 分开摆放。

（3）仪器背面需要留 50 ~ 60 cm 维修通道。

（4）试验台的高度建议为 80 cm 左右；应考虑仪器台有足够承重能力。

2. 电源配置

质谱实验室电源配置应根据具体情况而定，主要包括以下几方面：

（1）电力供应。

质谱仪和其他关键设备必须配置不间断电源（UPS），质谱仪器对电源的稳定性要求高，配置 UPS 可以防止突然断电对仪器造成损坏。一般 UPS 输出分成 4 路，分别为质谱主机、机械泵、液相系统和计算机，电池供电 2 小时以上。尽量为质谱仪器单独配置电路，用于分配电源，并提供过载、短路等保护功能。避免与其他高功率设备共用，防止电流波动。有条件的实验室可以配备发电机等备用电源，以应对长时间停电。

（2）电源质量。

使用稳压器确保电压稳定：电压波动会影响质谱仪的性能。使用谐波滤波器减少电网中的谐波干扰可能对仪器运行造成的干扰。质谱仪要求良好的接地，避免因接地不良引起的电气噪声和干扰，零地电压要求小于 3 V，如果零地无法达到要求，需配置隔离变压器。

（3）电源容量。

根据质谱仪的功率需求（包括仪器本身及其配套设备如机械泵等），配置足够容量的电源。电缆和插座：使用符合功率需求的电缆和插座，确保其额定功率能够满足仪器运行要求。

3. 供气要求（质谱仪供气方案）

质谱仪的气源主要是氮气（nitrogen, N_2）和氩气（argon, Ar）。一些特殊的仪器可能有特殊的气体要求，比如在某些类型的气相色谱质谱联用仪（GC-MS）用氦气和氢气作为载气。根据不同应用和设备配置，对供气系统有详细要求。

（1）氩气（碰撞气体）。

纯度和压力：应使用干燥、高纯度（99.999%）的氩气，以防止对质谱仪内部组件的腐蚀和损害。通常采用双级高纯气体调节器进行操作，确保稳定的压力输出。调节器的出口压力范围应为 0 ~ 2 bar(0 ~ 29 psi)，具体根据质谱仪的要求进行调整。

送气管道要求：使用外径 1/8 英寸（1 英寸 ≈ 2.54 厘米）的医用级不锈钢管道；管道内不能有焊接接头或铜焊接合，防止氧化锡或氧化铅的污染。

接头要求：所有接头必须为压力接头，以保证密封性和安全性。在安装和维护过程中，需要在受压条件下检查所有接头是否泄漏。

（2）氮气（碰撞气体 / 吹扫气体）。

纯度和压力：使用干燥、无油、高纯度（99.999%）的氮气。使用具有合适出口压力范围 [例如（0 ~ 11）bar/（0 ~ 160）psi] 的双级气体调节器，根据质谱仪的要求进行压力调整。

管路要求：如果使用铜管作为氮气管路，必须进行化学清洗；如果使用不锈钢管路，必须为医用级不锈钢。所有接头应为压力接头。

氮气供应系统：

氮气发生器：当质谱仪数量较少时，可采用一拖一的氮气发生器。当有多台质谱仪时，可采用一拖多的氮气发生器，甚至使用中央供气系统。氮气发生器需一个 10 A 或 16 A 的供电插座，良好的通风散热环境，并提供一个塑料材质的废液桶（≥ 4L）。

液氮罐：液氮罐需配备气体表盘箱和减压阀。液氮罐内有杜瓦瓶，可大量储存液氮，持续使用几周。

建议：由于氮气消耗量大，长时间运行样品时氮气钢瓶容易用尽。在排气时必须保持气体的连续供应，不建议使用氮气钢瓶。使用氮气罐能够持续供应数周，气源配置请咨询当地的气体供应商。

为保证质谱仪的高效运行和准确分析，必须确保气体纯度、压力和管路的合适配置，特别是对氩气和氮气的严格要求和规范管理。

4. 通风要求

质谱实验室的通风系统应由专业人员设计，并经过有关部门的审核和验收。采用全面排风和局部排风相结合的方式。实验室应安装高效换气系统和过滤系统（如 HEPA 过滤器），通风频率应保持每小时 6~12 次的空气更换率，具体根据实验室规模和设备数量调整。实验室局部排风系统包括排风罩和通风柜，在质谱仪、化学品操作区域等可能产生有害气体的地方安装局部排风罩，确保有害气体在源头被有效排除；对于使用强酸、强碱、挥发性有机物等化学品的操作，应在通风柜内进行，以防止有害气体扩散到实验室其他区域。此外，质谱仪连接排废气管包括机械泵和离子源排废气管，2 个排气管口可以合并为一个直径为 7~8 cm 的排气口，通往实验室负压排风系统。

条件允许的实验室应安装空气质量监测设备及报警系统，实时监测实验室空气中有害气体的浓度（如有机挥发物、CO_2 等），当有害气体浓度超标时，自动报警并启动应急通风措施。

通风设备应定期维护和检查，确保其正常运行，通风效率不受影响。根据使用情况，定期更换通风系统中的过滤器，确保过滤效果。实验室应配备应急通风系统，能够在紧急情况下迅速排除有害气体。

最后，应对实验室工作人员进行通风系统使用和维护的培训，确保其能够正确操作和应对紧急情况。

5. 供水设施

分析用水包括样本制备过程用水和流动相配制用水。样本制备及流动相配制应使用超纯水（电阻率 > 18.2 MΩ/cm），超纯水纯度要求可参照行业标准《临床实验室试剂用纯化水》。可使用超纯水机制备超纯水，应监控水质并定期更换滤膜；另外也可使用商品化超纯水。

第六节　实验室试剂和相关设备

质谱实验室的建设，除了大型质谱检测仪器，还需要配备安全设备如通风橱、防爆柜等；大/小型设备如氮吹仪、纯水机等；实验耗材如萃取板等；化学试剂如流动相试剂、标准品/同位素内标等；色谱配件及工具等。

1. 安全设备

通风系统、万向排风罩、通风橱、易燃化学品储藏柜、废液收集瓶、护目镜和无尘手套等。

2. 大/小型必要设备

2~4℃冷藏冰箱、-20℃冷冻冰箱、-80℃低温冰箱、十万分之一分析天平、12.8 MΩ纯水仪、超声清洗仪、涡旋混合仪、低温超速离心机、96孔正压仪（或负压仪）、96孔板吹干仪等。

3. 实验器材

100~1000 μL移液器、100~200 μL移液器、1~20 μL移液器、0.5~10 μL移液器、各种规格容量瓶、量筒、试剂瓶等。

4. 实验耗材

无尘纸、移液枪头、1.5~2.0 μL EP管、96孔样品收集板及盖板、各种净化萃取板、2mL玻璃进样小瓶配可穿刺瓶盖、15 mL/50 mL尖底离心管、称量纸及各种规格称量勺等。

5. 化学试剂

乙腈、甲醇、甲酸、甲酸铵、乙酸铵、氟化铵、PBS 缓冲盐等试剂皆推荐适用 LC/MS 级，以避免因纯度不够而造成的高背景干扰。

6. 配件和工具

色谱柱、PEEK fitting、系列扳手、PEEK 管切割器等。

需要特别指出的是样品前处理过程中涉及的关键仪器设备（包括计量器具、辅助设备等）要定期检定、校准、验证。分析天平、移液器、容量瓶、pH 计等器具设备应制订计量周期，定期参加法定计量部门或有资质的计量服务机构检验，并保存计量检验报告。另外，根据实验需要可配制真空浓缩仪、离心机等；前处理中可能需要对流动相容器、玻璃器皿等进行清洗（不可用表面活性剂），应配置水池，水池旁应配备洗眼器。

质谱仪分析灵敏度高，测量范围可达 pg/mL 级甚至更低。然而，仪器的高灵敏度也导致对试剂和耗材中杂质的干扰同样具有高敏感性。杂质的存在可能导致一个或多个质量跃迁的干扰峰或高背景信号。产生干扰峰或高背景噪声的因素包括用于样品制备的耗材（如标本采集管、塑料移液头、离心管和收集板）和试剂中杂质的浸出。因此，质谱实验室应使用质谱级的试剂和耗材。

第七节　质谱实验室人员培训

配备合格且训练有素的专业人员是质谱实验室面临的关键挑战之一。质谱实验室主任和（或）技术主管应具备 2 年以上质谱实验室工作经验，熟悉质谱技术的优势、局限性、发展趋势及临床应用场景。拥有扎实的色谱质谱专业理论知识和丰富的技术实践经验。具备较强的组织管理和协调能力，能够带领团队高效运作。质谱临床应用队伍由检验医师或熟悉临床的检验技术人员组成，负责需求调研、报告解读、临床沟通和临床科研工作；拥有药学或分析化学背景的人员，负责平台方法开发、评价及相关研究工作；临床专家，熟悉临床表现和疾病谱，能够对结果进行深入解读分析。所有人员都要接受质谱技术理论和实际操作相关培训。检验报告审核人员应经过临床和检验专业培训并考核合格。新员工需通过国家检验资格考试。所有人员都应持续学习与培训，培训途径是多种形式的，可以由有丰富经验的同事在实际工作中发现问题，进行内部指导；也可以参加短期课程或研讨会的外部培训；通过阅读书籍、文献和在线资源进行自主学习等。培训效果评估可以是理论测试，通过口头或书面测试评估员工对质谱相关知识的掌握程度；技能评估，通过观察或模拟操作评估员工的实际技能水平；通过工作绩效评估员工在实际工作中的表现和成果等。

一、人员风险意识培训

质谱实验室工作人员应具备良好的安全意识，了解实验室安全知识和规范，并严格遵守相关规定。具体包括：①熟悉应对火灾、爆炸等实验室安全事故的应急预案，并具备相应的处理能力。②了解强酸、强碱、挥发性有机溶剂等化学品的安全风险，正确使用个人防护装备，并采取必要的防护措施，例如使用防护眼镜、手套、口罩等。

二、实验技能的培训

质谱实验室人员应具备扎实的实验技能，熟练掌握实验室仪器的使用方法，能够独立完成试剂和校准物的配制、样品制备、仪器操作和数据数据分析／审查／报告等工作。

1. 分析试剂准备能力培训

（1）掌握用于 LC-MS/MS 痕量分析的实验室玻璃器皿如容量瓶、量筒和移液管等的正确使用、清洁和储存；掌握实验室移液器、pH 计、分析天平等的熟练操作。

（2）识别和排查质谱分析中潜在污染源，避免因环境污染、不合适的容器（如含邻苯二甲酸酯增塑剂的塑料瓶）以及高浓度梯度溶液对源材料（如有机溶剂的容器、空白基质样本、标准品以及有证参考物质等）的污染。

（3）掌握正确的溶液配制技能，能根据实验要求，准确配制各种试剂和流动相。了解溶剂体积收缩等因素对溶液浓度的影响。制备流动相混合物时，不同溶液混合时应考虑到溶剂体积收缩的影响，正确方法是分别精确测量各组分的体积并将其混合。混合流动相对于使用预混流动相进行等密度分离，在制备过程中应考虑到常用混合物（水／乙腈、甲醇或四氢呋喃）中的溶剂体积收缩。例如，要得到 70% 有机流动相，应分别精确测量 300 mL 水和 700 mL 有机溶剂，然后在烧瓶中混合在一起。

但是，如果只精确地测量水，然后加入有机溶剂来弥补所需的最终体积，由于溶剂混合物的收缩，得到的溶剂强度会稍高一些（如果先加入有机溶剂，后加入水，则较弱）。

（4）试剂管理：了解原材料的可追溯性，对化学品、溶剂和配制好的试剂批次进行标签标注，对试剂的来源、配制过程和理化性质进行记录，并做好相关的标签标识，以便于溯源和质量控制。

2. 校准品和内标的制备培训

（1）内标制备的一致性对于任何定量 LC-MS/MS 测定的长期稳定性都很重要。除了列出的试剂制备技能外，还需要在非水标准溶液（如稳定同位素标记的甲醇储备溶液）的精确称量和体积测量方面进行培训，以及如何避免溶剂挥发和吸湿造成的误差。

（2）在制备校准物时，防止交叉污染。包括：从高浓度（mg/mL）的浓缩标准液到低浓度（ng/mL 级或 pg/mL 级）的校准混合液的操作过程中，避免样品沾染；使用干净的实验室耗材和移液器，防止交叉污染。

（3）对新员工进行移液和称重技能熟练度测试，考察用移液器和玻璃容量移液管移取水溶液和非水溶液时的重复性和准确性，可通过称重的方式进行评估。

3. 样本的制备培训

（1）移液管准确吸移水溶液和非水溶液的能力。

（2）温度和热平衡对移液精度和准确度的影响。

（3）避免样品、试剂、内标品、实验室器皿和移液管之间交叉污染，在多次提取转移过程中通过保持样品识别完整性。

（4）减少待测物与容器、盖子等表面的非特异性结合；减少耗材（试管、盖子、封口膜等）的增塑剂污染。

（5）掌握不同类型标本的处理方法，例如口腔液、胎粪、头发和组织样本（例如脐带）。

（6）掌握酸、碱、有机溶剂、体液和人体组织的安全处理和处置方法。

（7）稀释计算和操作。

（8）熟练掌握的提取方法，包括但不限于稀释法、蛋白质沉淀法、固相萃取法、载体液体萃取法、液-液萃取法、蛋白质沉淀过滤萃取法、蛋白质分析的胰蛋白酶消化、尿液样品的葡萄糖苷水解等。

三、液相色谱串联质谱仪操作、维护和故障排除培训

1. 基本操作

LC-MS/MS 系统是复杂的仪器，需要定期维护和故障排除，以确保最佳性能和数据质量。基本操作培训包括以下。

（1）日常检查、更换仪器液体、废液处理。

（2）每日检查、记录仪表参数、气体压力和供应、真空压力。

（3）每日检查色谱耗材更换阈值。

（4）计算机基本维护。

（5）手动安装计算机操作系统更新、防病毒更新。

（6）拆除/清洁/重新安装大气压力源组件（例如，幕板、锥体或撇油器）。

（7）运行系统适用性测试（system suitability testing, SST）。

2. 故障排除技能

液相色谱 (LC) 是串联质谱仪 (LC-MS/MS) 系统中常见的故障源头。因此，经过培训掌握 LC 相关的故障排除技能对于仪器维护和数据质量至关重要。

（1）固定相/流动相差异：反相液相色谱 (RPLC) 与亲水相互作用液相色谱 (HILIC) 的对比，RPLC 和 HILIC 是两种常用的 LC 模式，它们在固定相和流动相的性质方面存在差异，进而导致不同的分离机制。了解这些差异对于理解 LC 故障的根源至关重要。

（2）柱架构、流动相组成、流速、温度对液相色谱背压的影响。

（3)过量的液相色谱柱外死体积会导致峰展宽、峰效降低、分离效率下降等问题。

（4）液相色谱组件老化会导致性能下降、泄漏、峰形畸变等问题。比如固定相老化、柱塞密封老化、连接管路老化、检测器老化等。

（5）进样基质会影响分析物的溶解度、峰形、分离效率等。如进样基质与分析物不兼容，进样基质中存在高浓度盐或其他干扰物质、进样基质溶解度差。

（6）柱过载会导致峰展宽、峰面积不准、分离效率下降等问题。如进样体积过大、进样溶剂与流动相条件不匹配、样品浓度过高。

（7）液相色谱压力曲线可以用于识别泄漏、过压、老化的液相色谱泵检查阀等问题。泄漏：压力曲线会出现突然下降或波动。过压：压力曲线会持续上升。老化的液相色谱泵检查阀：压力曲线会出现尖锐的峰值。

（8）系统适用性测试 (SST)、维护日历注释和柱后进样可以帮助区分人为错误、样品制备问题以及液相色谱或 MS/MS 仪器故障。定期进行 SST 可以确保仪器性能稳定、维护日历注释可以帮助识别重复性问题、柱后进样可以排除样品制备问题。

（9）隔离具有过压或难以发现的泄漏的液相色谱段，可以快速定位泄漏源。

（10）更换液相色谱泵检查阀、柱塞密封和柱塞；去除液相色谱泵头。

四、掌握数据采集和分析软件的使用方法

（1）在数据审查过程中可能遇到的问题，需要识别并解决，如异常峰形、检测器饱和、不可接受的信噪比、驻留时间误差。

（2）与整批样品相比，某个样品峰形出现异常，表明该样品可能存在问题，需进一步调查。

（3）LC-MS/MS 数据趋势发生变化，例如离子比率、内标峰面积，揭示分析物浓度或仪器性能的变化，需要密切监测。

（4）保留时间等色谱分析的时间指标出现可接受 / 不可接受的偏差。

（5）空白样品接受标准和高浓度样品残留检测。

（6）校准曲线参数和接受标准审查，质控结果分析。

（7）识别复查样本及处理方法，如拒收样本、重新进样、重新提取样本、稀释重做以及报告评语等。

（8）做好批次记录。

参考文献

[1] Leung KS, Fong BM. LC-MS/MS in the routine clinical laboratory: has its time come[J]. Anal Bioanal Chem, 2014, 406(9‑10): 2289‑2301.

[2] Nair H, Clarke W. Mass spectrometry for the clinical laboratory[M]. Elsevier Ltd, 2017.

[3] Hirano I. Fundamental Guide to Liquid Chromatography Mass Spectrometry (LCMS)[M]. Shimadzu Corporation, 2019.

[4] Van Der Gugten JG. Tandem mass spectrometry in the clinical laboratory: A tutorial overview[J]. Clin Mass Spectrom, 2020, 15: 36‑43.

[5] CLSI. Mass Spectrometry in the Clinical Laboratory: General Principles and Guidance;

Approved Guideline. CLSI document C50-A[S]. Clinical and Laboratory Standards Institute, 2007.

[6] 国家药品监督管理局 . YY/T1740.1 医用质谱仪 [S]. 2021.

[7] Yu S, Zou Y, Ma X, et al. Evolution of LC-MS/MS in clinical laboratories[J]. Clin Chim Acta, 2024, 555: 117797.

[8] Stone JA, Fitzgerald RL. Liquid Chromatography-Mass Spectrometry Education for Clinical Laboratory Scientists[J]. Clin Lab Med, 2018, 38(3): 527 - 537.

第二章

液相色谱串联质谱方法的建立和优化

第一节 质谱检测分析的关键步骤

质谱检测结果包含着有关化合物的丰富信息，大多数情况下，依靠质谱可以估算化合物的分子量和分子式。此外，质谱技术能够检测极微量的化合物，但在任何环节的失误都可能导致结果偏差，甚至错误。例如，样品稳定性差可能在分析过程中分解，导致结果不准确；样品制备不当，影响目标化合物的检测；仪器参数设置不当降低灵敏度或分辨率；数据分析方法不正确导致峰面积计算错误等。因此，质谱检测分析需要严格控制每一个环节。

一、样品稳定性测试

在临床质谱检测中，可获得样本包括：尿液、全血、血清、血浆、脑脊液、干血片等，应根据检测项目的特点选择具代表性且足够均匀的样本类型进行分析。然而，样本的稳定性对于定量分析至关重要。在研发方法之初应进行样本稳定性测试，以确保样本在分析过程中不发生降解。评估内容包括：

（1）评估样本在不同运输和储存条件下的稳定性，包括考察温度、光照、pH值、溶剂等因素对样本的影响。

（2）确定最佳的样本采集、运输和储存条件，这将确保样本在分析过程中保持其原始状态，避免降解。

（3）评估样本在不同处理步骤中的稳定性，包括考察离心、冻融、稀释等操作对样本的影响。

（4）确定样本的有效期，这将指导临床样本的采集和保存时间。

二、校准品和质控样本

在质谱检测中，对于未知浓度分析物的定量分析需要制备校准曲线。通常是在空白基质中添加已知浓度的标准品，制备成系列校准溶液。应制订标准溶液的制备程序，并严格按程序执行，以确保其准确性和一致性。空白样品的基质应尽可能接近被分析样品的基质。建议质控样品应尽量采用第三方质控品，如果实验室自配质控品，请参照 CNAS-GL005《实验室内部研制质量控制样品的指南》等文件制订自制质控品标准操作程序，并按程序文件进行制备。自制质控品通常是定期、批量进行制备，因此制备完毕后必须进行均匀性、稳定性考察。质控结果分析参照 GB T 20468—2006《临床实验室定量测定室内质量控制指南》和 WST641—2018《临床检验定量测定室内质量控制》国标和行业标准的要求，并严格按照实验室质量控制程序操作，并做好记录。

三、样本的准备和提取

通常情况下，进入质谱检测的样品需要进行纯化，以去除干扰成分，如盐、蛋白、磷脂等。如果分析物浓度非常低，可通过样本的前处理进行浓缩，以提高质谱检测信号。适当的样本前处理还能优化色谱峰形、峰分离和保留时间，提升色谱柱性能，保护进样系统，并提高检测精密度和准确性。良好的样本前处理可以使 LC-MS/MS 仪器的响应长期保持稳定。

四、样本检测

在分析样品之前，应进行系统适用性测试（SST），方案是用已知浓度的标准溶液进行检测，并将其响应与先前的数据进行比较；分析双空白样品（double blank）和仅含有内标的单空白样品（single blank）以考察选择性。校准品、质控品和样品经过前处理后注入 LC-MS/MS 系统，对该方法进行彻底评估和验证，以确定其性能符合目的。该测定方法应足够灵敏，以检测最低样品浓度，并具有足够的选择性，以确保干扰成分不会影响待测样本的定量分析。

五、数据分析

在质谱检测过程中，数据分析至关重要。尽管大多数质谱分析软件能够自动计算色谱峰的积分，但仍需仔细检查每个色谱图，以避免在相邻洗脱峰出现时软件自动积分的误判，从而确保目标分析物洗脱峰的正确积分。通常以标准品/内标响应比值以及分析物/内标响应比值作为定量依据。

第二节　生物样品的制备

临床生物样品（如血液、唾液和尿液等）在进入质谱仪检测前要进行前处理，目的是：①去除样本中的盐、蛋白、磷脂等干扰成分，净化样本；②富集组分如浓缩样品，提高质谱检测信号；③保护进样系统和色谱柱，避免堵塞进样器及色谱柱；④提高色谱柱性能，优化色谱峰形、峰分离和保留时间；⑤降低基质效应，提高精密度、准确性，保证仪器响应的长期稳定性。生物样品常规的前处理方法有稀释法、蛋白质沉淀（protein precipitation, PP）、液液萃取（liquid - liquid extraction, LLE）、固相萃取（solid-phase extraction, SPE）、固相支撑液体萃取法（solid-supported liquid extraction, SLE）、磷脂去除板法（phospholipid removal media, PLR）、超滤法（ultrafiltration）、水解（hydrolysis）和化学衍生法（derivatization）等。常见样品前处理的方法及特点见表2-1。

表 2-1　样本常见前处理方法及特点

前处理方法	浓缩分析物	操作复杂性	基质去除	成本
稀释法	否	简单	较少	低
蛋白沉淀法	否	简单	最少	低
液液萃取	能	复杂	较多	低
固相萃取	能	复杂	较多	高
固相支撑液体萃取	能	适中	较多	高
磷脂去除板	能	相对简单	较多	高

一、样品前处理方法

1. 稀释法（dilute and shoot）

稀释法，又称稀释后上样法，是在样品中添加纯净水或液相流动相的一种方法。

该方法适用于蛋白含量低的基质溶液，如尿液或脑脊液，操作步骤简单快捷。对于稀释后的样品，建议先进行过滤或离心处理。如果使用色谱柱，建议使用预柱或柱前筛板，以防止沉淀物进入色谱柱或质谱仪。

2. 蛋白沉淀法（protein precipitation, PP）

在样品中加沉淀剂，混匀后离心或过滤分离出沉淀的蛋白质后上清液上样。常用的沉淀剂如甲醇、乙腈、高氯酸、硫酸锌、高浓度甲酸等，适用于高蛋白基质溶液，如血清、血浆或全血。蛋白沉淀法简单易行，成本低，但是杂质去除效果不佳，可能会影响后续质谱检测；沉淀剂的比例也非常关键。通常来说甲醇和样本的体积比要大于3∶1，乙腈和样本的体积比要大于2∶1，才可以基本去除蛋白；酸溶液沉淀后，需要用碱中和后再上机检测；沉淀后的溶液体系要尽量与初始流动相比例相近，否则极易出现溶剂效应；若溶液体系无法匹配初始流动相比例，建议降低进样量，通常小于1μL可以降低溶剂效应问题，但这也和色谱柱的柱容积相关。

3. 液 - 液萃取法（liquid-liquid extraction, LLE）

根据相似相溶原理，通过向待测样本中加入有机试剂，将待测物从含水基质溶液中萃取出来，分配到与水不混溶的有机溶剂中。常用的萃取剂有正己烷、乙酸乙酯、甲基叔丁基醚、二氯甲烷、二乙醚、石油醚、氯仿及其一定比例的混合物。在使用中，通常吸取上层有机相处理；特殊情况下，有机相（例如乙醚）由于混有高密度溶液（例如样本里面含有甲醇）会沉淀进入下层，有机相的吸取需要熟练的操作手法，避免吸入水相，导致氮吹环节出现问题。LLE法的优点是可以浓缩分析物、萃取效果好、成本低，是实验室自建方法常用的处理方法。但操作过程较复杂，有机溶剂蒸发，容易被吸入，存在安全隐患。

4. 固相萃取法（solid phase extraction, SPE）

利用待测物在液相和固相的分配差异实现萃取，使用选择性固定相捕获分析物，同时洗去其他基质成分，经过几个洗涤步骤后，使用洗脱溶剂回收分析物（图2-1）。最后用LC-MS/MS相容溶剂洗脱和重构分析物，既能有效减少基质效应，又能实现纯化浓缩，是临床类固醇激素分析的主要前处理方法。SPE可使用商品化的萃取板，操作相对简便安全。不足之处是成本较高，萃取板的均一性需要进行测试检验。

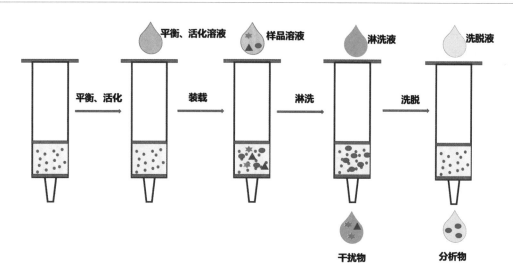

图 2-1 SPE 操作流程

5. 固相支撑液体萃取法（supported liquid extraction, SLE）

SLE 类似于 LLE，与其不同的是将分析物从样品溶液中分离到不混溶的有机溶剂时发生在颗粒床中，由硅藻土或合成颗粒组成颗粒床装在微孔板中，稀释后的生物样本缓慢地添加到床上，并分散在覆盖颗粒超薄层中，然后不混溶的有机溶剂通过介质，使非极性分析物高效地分配到溶剂中。SLE（图 2-2）具有 LLE 的优点，同时劳动强度更低，提取结果的一致性更好。

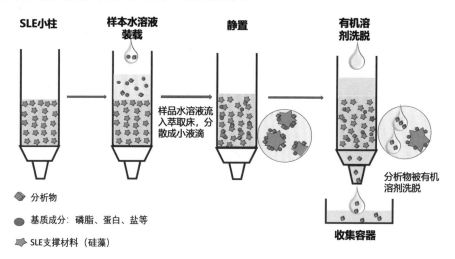

图 2-2 SLE 操作流程

6. 蛋白磷脂去除法（protein and phospholipid removal, PPR）

通过选择性吸附和过滤，同时去除生物样品中的蛋白质和磷脂。蛋白质沉淀物后，吸附材料或滤膜能够将蛋白沉淀保留在滤膜上，上清液流经含有氧化锆包覆的二氧化硅填料层吸附了溶液中的磷脂成分，达到同时去除蛋白和磷脂的目的，提高了选择性，同时保持操作简单的优势（图2-3）。

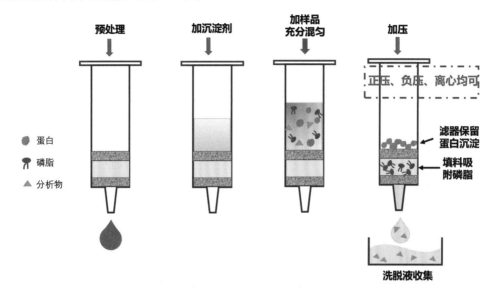

图 2-3　PPR 操作流程

二、液相色谱串联质谱检测样品的关键因素

1. 分析物的理化性质

分析物的理化性质包括极性（Log P/Log D）、电荷（pKa）、热/光稳定性、分子量和溶解度等。极性大小决定了采用什么类型的前处理方案。①极性小的可以选择液液萃取/固相萃取。②极性大的可以选择蛋白沉淀。③离子型的化合物，根据pKa判断其酸碱性，选择更具有选择性的固相萃取板来做前处理。④对热不稳定的样本，前处理过程要保持低温，例如样本置于冰上操作。⑤光不稳定的样本，需用棕色瓶保存，甚至要进行避光操作，在红色光源（波长最长、能量最低）下进行前处理。⑥大分子量的多肽蛋白或聚合物的前处理步骤更为复杂，例如酶解处理和免疫富集等。

2. 分析物浓度

分析物是否需要浓缩或稀释才能达到所需的检测限。推荐检测前对样本进行预测试并完成分析前质量控制。

3. 样品的基质

血浆或血清需去蛋白，使待测物从蛋白结合物中释放；唾液样品采用离心沉淀除去黏蛋白；尿液采用酸或者酶水解使待测物从结合物中释放原型后直接处理（稀释、提取等）。用实际样本作为校准品质控品的基质，会存在本底干扰的情况。如果干扰情况严重，可采用替代基质的方式。例如，剔除目标化合物的样本基质（例如血液中的儿茶酚胺在紫外光照射下会降解，从而实现去除目标化合物的效果），此外，还有磷酸盐缓冲液（PBS）和动物样本基质等。选择替代基质的依据是尽量接近实际样本基质，通过基质效应判断基质的选择是否合适。

4. 容器的适用性

在样品制备过程中，必须考虑样品容器的适用性：①一些分析物（尤其是多肽蛋白）会吸附在塑料或者玻璃上，常见的解决办法是在溶液中加入极低浓度的基质液，例如溶解在塑料管中的蛋白容易出现吸附，可以加入 0.1% 的血浆竞争性地占领吸附位点，从而解决吸附问题。②某些溶剂混合物会将容器中的分子成分溶解到样品中，例如做塑化剂检测，塑料管路中就会存在类似成分，从而影响测定，可以通过在进样器前加入捕集柱的方式来解决该问题。③分析物的热稳定性和光稳定性，制备是否需要在低温下或琥珀玻璃小瓶中进行。

在为样品选择合适的容器和处理条件之后，制备或提取方法可采用以下两种方法：① 去除并浓缩目标分析物。②选择性地去除样品中因高丰度和（或）无法与目标分析物区分而干扰分析的其他成分。

第三节　液相色谱串联质谱方法的开发和优化

开发定量 LC-MS/MS 分析方法是一个复杂的过程，灵敏度和选择性是主要考量的因素，这两个因素受到每个测定阶段的影响，需要权衡以达到所需的结果。

一、研究计划的制订

LC-MS/MS 方法的开发过程对于大多数的化合物基本上是相同的，但每种化合物的细微之处都需要提前关注并进行规划,以确保充分理解分析物独特的化学性质。计划阶段是所有后续实验的起点,如果考虑不周,就会浪费检测方法的开发时间。

良好的研究计划应该包括以下几个方面。

(1)查阅文献资料,收集待测物的分子量、结构信息和理化性质。通过分子量和结构特点,判断待测物适合正离子还是负离子模式;正离子模式的加合离子是加 H^+,还是加 NH_4^+,还是加 Na^+;加的电荷数是几个电荷(小分子多是一个电荷,多肽蛋白会有多电荷形式存在),从而大致判断其母离子的质荷比。

(2)通过 Log P/Log D,可推断其离子化效率,从而判断灵敏度。

(3)使用挥发性溶液调节 pH,典型的添加剂有甲酸、乙酸、氨水、乙酸铵和甲酸铵等。

(4)了解待测样品的类型和浓度范围,收集待测物分析方法的相关参考文献,必要时需行业或监管指南。

(5)内标的选择:内标物是一种在样本制备过程中添加到校准标准品和未知样品中的化学物质,用于纠正样本制备过程中分析物的损失或分析过程中的基质效应,能提高待测分析物定量的准确性。内标分为结构类似物和稳定同位素标记化合物(^{2}H、^{13}C 或 ^{15}N),应用于 LC–MS/MS 定量的内标应在提取和重组溶液中足够稳定;色谱保留时间与分析物尽量一致;与分析物离子化和碎片模式类似;与分析物相比有适当的质量差异。

二、质谱方法开发

质谱方法开发的首要步骤是确定分析物是否会在质谱仪中电离。要查阅文献资料,得到该分析物的理化性质、结构图及分子量等基本信息,初步判断其带电荷数、质荷比和电离模式。使用注射器输液泵将分析物以恒定的流速引入离子源,获得质谱电离参数(如气体流量和电离电压等)、电离模式(正/负)和加合物离子,从而确定离子通道。如果针泵进样时没有预期的信号,要排查离子源内是否有喷雾,进样浓度是否足够,是否需要额外添加调节剂(例如加入低浓度甲酸)来提高信号强度,离子源的去簇电压选择是否有问题,或是预估的 m/z 是错误的,需要重新估算检测参数。

对于 MS/MS 分析,首先每个分析物选 2~3 个离子通道,分别用于定性和定量,可将两个离子对的信号强度比值作为定性标准来区分干扰。这对验证所测分析物是否正确有帮助，每种通道的不同选择性在分析实际样品提取物的后期开发阶段是有用的。在开发多种分析物时，必须在良好的色谱分离和可用的分析时间之间取得平衡。通常不同组分的共洗脱是可以接受的，只要质谱可以区分并且电离过程互不干扰。

1. 正、负离子模式的选择

质谱仪有正、负离子模式。通常，酸性化合物在负离子模式下灵敏度更好，碱性化合物往往在正离子模式下灵敏度更佳。可根据分析物的官能团（或参考已发表的文献）假设电离模式。然而，由于离子化及基质效应的影响，有些分析物在不同模式下的灵敏度和信噪比会随不同品牌或类型的质谱仪而有所不同。另外，流动相调节剂的不同，对灵敏度会有较大影响，因而也要选择合适的调节剂后确认电离模式。电离模式的选择取决于可接受的灵敏度和再现性。串联四极杆质谱仪可以在监测正离子和负离子之间快速切换。因此，酸性和碱性化合物都可以在一次实验中检测。最小正、负切换时间应参考制造商的指南，因为这些时间可能大于单极性分析中的通道间延迟时间。正、负切换模式下有时会出现灵敏度不稳定或者下降的情况，这通常是正、负切换时间过短导致的，但也可能是仪器本身的性能问题。

2. 离子源相关参数优化

（1）源温度（source temperature）：离子源温度影响样品挥发和分析物的电离。但是，源温度过高会引起分析物或内标（IS）前体离子的降解。源温度必须针对每种单独的方法进行优化。一般来说，LC 流速越高，流动相含水百分比越高，所需的源温度也越高。

（2）雾化气流（nebulizer gas flow, GS1）：帮助气化液滴形成溶剂喷雾。LC 流速越高，流动相含水百分比越高，所要求的雾化器气体流速越高。

（3）脱溶气体（GS2）：当氮气流过时，被辅助气体加热器（TEM）加热后作用到喷雾，进一步加速溶剂蒸发促进离子释放，产生游离气态离子。优化脱溶气体流量和温度可以提高测定的灵敏度。

（4）离子喷雾电压（ion spray voltage）：喷雾针和孔板（orifice plate）之间施加的电压。该电压用于给分子带电，进行离子化，同时产生的电场将离子拉入分析仪。调整离子喷雾电压可以提高化合物的电离效率从而提高灵敏度。建议使用较低的喷雾器电压，以避免信号不稳定或 MS 信号完全丢失在离子源内。一般样品的含水越多，喷雾器的电位需要越高。源舱内湿度较高时，喷雾电压过高会击穿气体，产生电弧，影响化合物灵敏度及设备稳定性。

（5）反吹气，又称为脱溶剂气或气帘气，是指在质谱仪的离子源中，与离子传输方向相反的一股加热气体。其主要作用是：①脱溶剂化。反吹气与带电液滴进行热量交换，促进溶剂的蒸发，从而使液滴转化为气相离子。②降低本底干扰。反吹气形成一道气帘，阻隔中性分子进入离子通道，降低了本底干扰。③提高离子传输效率。帮助聚焦离子束，提高离子传输效率。然而，反向流量增加，致进入质谱仪的分析物离子数量较少而降低灵敏度。该参数通常需在方法开发期间优化，应保持尽可能高，而不损失灵敏度。

3. 三重四极杆模式扫描参数优化

模式扫描参数高度依赖于化合物的理化性质，必须进行优化，特别是去簇电压（declustering potential, DP）和碰撞能（collision energy, CE）。

（1）去簇电压：该电压主要防止离子从常压到真空的膨胀冷凝成簇，所造成分析灵敏度下降。样品离子通过 DP 获得能力加速进入真空室，同时敲除残留的溶剂分子。然而，DP 并非越高越好，DP 太高可能使离子碎裂。因此，DP 需要优化。

（2）碰撞能：Q0 和碰撞室（Q2）之间的电位差。前体离子获得能量并加速进入碰撞室，与气体分子碰撞并形成碎片离子。碰撞能量越高，产生的碎片越多。

（3）碰撞气（collision gas, CAD）：当前体离子与碰撞气碰撞时，可以发生解离形成离子碎片。

三、液相方法开发

液相方法开发主要包括色谱柱和流动相的选择，柱温、流速和样品进样量的优化。色谱方法影响选择性和灵敏度，因而在液相方法开发的规划阶段就应该确定目标化合物的理化性质、样品基质和分析方法等起始条件。考虑目标化合物是极性的还是非极性的，是酸性的还是碱性的，以及样品中是否有任何已知的杂质。例如，根据分析物的极性参数 Log D 选择一个起点。分析物的 Log D 是测定其在设定 pH 下的亲脂性，通常与反相柱（如 C18）上的保留有关，反相色谱柱最适合于非极性化合物。分析物 Log D 值越低极性越大，如果 Log D < 0，则考虑选择其他分离机制色谱柱，如 HILIC 或离子交换色谱柱。

1. 色谱柱的主要技术参数

（1）色谱柱的类型：最常见的基质是硅胶，键合基团有 C8、C18、苯基、氨基、五氟苯基和裸硅胶等。这些色谱柱根据极性、孔径、亲和力和离子电荷分离分析物。虽然没有一种色谱柱适合所有分析物，但需了解哪种类型的色谱柱最适合目标分析物。色谱柱要解决的核心问题是色谱分离的问题。日常工作中会遇到以下几种常见的情况：化合物无保留（死时间出峰）；目标峰与干扰峰无法达到基线分离；色谱峰出现拖尾或是峰宽过宽的情况。这些情况都是和色谱柱的选择有着直接关系。

（2）色谱柱填料的粒径和孔径：色谱柱中包含的颗粒决定了柱的填充效率。有1.7 μm、2.6 μm、3 μm 和 5 μm 等不同粒径的色谱柱。粒度越小，理论塔板数越大，分离效果越好，柱效越高。然而，较小的颗粒也会导致较高的背压，应考虑仪器泵的压力承受能力；而且颗粒较小，色谱柱容易被污染，导致寿命降低。如果固定相选择合适，但是分离度不够，可以选用更小粒度的填料来改善分离。孔径大小是影响色谱柱选择的另一个因素。颗粒孔径越小，表面积越大，保留时间越长。选择孔径前，需要先了解被分析物的分子量。分子量 < 2000 Da 的小分子物质，选 80 ～ 120 Å 孔径的填料；分子量 > 2000 Da 的多肽和蛋白类物质则选 300 Å 孔径的填料。合适孔径大小的填料才能够保证目标分子能进入填料，在空隙中与疏水性固定相发生相互作用。

（3）色谱柱键合相的选择：选择完填料的粒径，就要关注到色谱柱的键合相。对于大多数的化合物分析，可以从 C18 键合相开始筛选，因为 C18 键合相可以最大限度地保留中等极性到非极性化合物，适合大多数化合物的分析。如果是弱极性或者非极性的强疏水化合物，用常规反相溶剂很难从 C18 上洗脱时，可以考虑使用短链键合相色谱柱如 C8、C4。如果是极性或者强极性的亲水化合物，用常规反相溶剂很难在 C18 上实现保留，可以考虑使用了亲水性键合相的亲水色谱柱如氨基柱、HILIC 柱等。

（4）色谱柱的长度和直径：较长的色谱柱分离效果好，但运行时间长。短柱通常用于快速分离，减少分析时间和溶剂用量，但可能影响分辨率。其次要考虑的因素是柱的直径。窄柱可以提高灵敏度，减少所需的样本量和溶剂消耗。较长较窄的柱子可能比较短较宽的柱子压力更高。色谱柱的容积也决定了载样量，柱容积小的色谱柱，更容易出现样本超载的情况，需要适当降低进样量。另外，通过柱容积计算理论死时间，可以方便推断目标物的保留能力。

2. 流动相的选择

液相色谱中化合物的分离很大程度上取决于流动相。一般来说，液相色谱串联质谱常用流动相，如水、甲醇、乙腈等，其洗脱能力在不同的模式下不同。在反相色谱方法中，其洗脱能力为乙腈＞甲醇＞水；而在正相色谱方法中，洗脱能力为水＞甲醇＞乙腈。流动相提供的各种效应影响了溶质通过色谱柱的保留和选择性。因此，在方法开发和优化过程中，必须通过改变流动相参数来调整分离，例如溶剂类型、添加剂（不同的缓冲液、离子对试剂）或操作条件（梯度时间/陡峭度、温度和流速）。流动相准备的建议和注意事项见表2-2。

表2-2　流动相准备的建议和注意事项

建议	注意事项
纯度要求色谱级或质谱级，玻璃瓶装	避免分析纯或纯度级别更低
超纯水（电阻率 ≥ 18.2 MΩ·cm）	避免水相长时间放置，建议现配现用
量筒等玻璃器皿用于流动相制备	避免不清洁状态使用，避免使用清洁剂
使用固体试剂制备甲酸铵/醋酸铵溶液	避免频繁称量吸水，建议配置母液
兼容添加剂：甲酸、氨水、乙酸铵等	添加剂尽量分装，考虑使用干燥器
记录添加剂添加方式，按一定趋势调 pH	避免使用 pH 计测定有机相 pH
使用专用流动相瓶盖	避免敞口使用流动相
标准品的配置场所，移液枪等分开	避免使用同样的条件配制流动相
流动相脱气	避免溶解均匀脱气完成的流动相晃动

（1）流动相不应改变色谱柱填料的任何性质，碱性流动相不能用于硅胶柱系统。酸性流动相不能用于氧化铝、氧化镁等吸附剂柱系统。

（2）高黏度溶剂会影响溶质的扩散、溶质在流动相和固定相之间的迁移，降低柱效，增加柱压，延长分离时间。最好选择沸点在 100 ℃ 以下的流动相。一些常用的低黏度溶剂有正己烷、乙酸乙酯、甲醇、氯仿、丙酮和乙醇等。

（3）流动相的 pH 值决定了可电离化合物是否处于电离状态。改变 pH 值也可以提高选择性，使紧密洗脱或重叠峰有效分离。缓冲液能稳定溶液 pH 值变化。因此，从缓冲种类、离子强度和 pH 值等方面选择合适的缓冲液是 HPLC 方法开发中最关键的一步。开发者通常期望化合物呈现分子状态（非离子状态），才更容易在色谱柱中有较佳的保留能力，而 pH 值就尤为重要。

（4）流动性添加剂的使用：在流动相体系当中添加一些添加剂，可以改善色谱峰形、改善化合物保留、稳定液相体系的 pH 环境等。流动相添加剂纯度使用 LC-MS 溶剂等级可以最大限度地减少污染并延长色谱柱的使用寿命。常用的添加剂包括酸、碱和缓冲盐，如甲酸、乙酸、氨水、甲酸铵、乙酸铵、碳酸氢铵等，需要注意的是液相色谱串联质谱使用的添加剂尽量是弱酸、弱碱以及可挥发性的，尽量控制添加的量，以减少对离子源的影响。不同流动相添加剂及作用见表2-3。

表2-3 不同流动相添加剂及作用

流动相添加剂	作用
乙酸（<1%,V/V）	质子供体
甲酸（<1%,V/V）	
氨水（<1%,V/V）	质子受体
三氯醋酸（<0.02%,V/V）	调节色谱分离
三氟醋酸（<0.02%,V/V）	
三乙胺（<0.02%,V/V）	
三甲胺（<0.02%,V/V）	
乙酸胺（<10 mM）	缓冲液
甲酸胺（<10 mM）	
碳酸氢铵（<10 mM）	

（5）添加剂使用注意事项。①加酸还是加碱。一般情况，正离子模式加酸，负离子模式不加酸或加氨水，有利于质谱离子源的离子化过程，可适当增加响应信号。②pH是否耐受。添加酸或碱作为添加剂时，需要关注流动相pH是否与所选用的色谱柱耐受pH范围适配，大多数色谱柱耐受pH范围为2~8，若流动相的pH超过这个范围，可能会造成色谱柱损坏。③添加缓冲盐。注意盐在溶剂中的溶解性，防止析出，尤其是向有机相当中添加盐时，注意其溶解情况。尽量使两相中加入了相同的缓冲体系，以保证流动相在梯度变化过程中盐浓度以及缓冲能力的稳定；亲水作用色谱柱一般使用5~50 mM的盐，以达到改善峰形和保留的目的。

3. 柱温优化

液相色谱柱的温度是影响保留时间、峰形、分辨率和柱效的一个关键参数。使用较高的柱温（50~70 ℃）可以减少峰宽，增加分离效率，减少保留时间，降低流动相的黏度，降低液相系统压力，使液相适应更高的流速。但是，过高的温度可能会破坏分析物与色谱柱的相互作用或导致分析物本身的降解。因此，在方法开发过程中应优化色谱柱温度。柱温通常低于50 ℃，特别化合物（例如环孢素）需要在大于50 ℃的柱温下，才会有更好分离度的色谱峰。

4. 流速优化

优化流速可以提高通量，根据 Van Deemter 方程推论，每种色谱柱都有一个最适流速，流速过大可能会导致塔柱效率下降。小粒径且内径窄的短柱（例如粒径 < 2.0 μm）设置较高的温度，流速可以超过 3 mL/min。但液相的压力也相应升高（需 UHPLC 系统）。

5. 液相方法梯度斜率

梯度斜率会影响色谱分离及峰形的情况。更缓的梯度斜率可以提高分离度，但可能也会增大峰宽、降低峰高；更陡的梯度斜率可以压缩色谱峰，获得更窄的峰形和更高的峰高，但可能会导致分离度的降低。所以改变梯度斜率，要注意平衡峰高与分离度的关系。

6. 进样量

增加样品进样量是提高灵敏度的有效途径，但需要谨慎掌握。若进样量过大，溶质浓度过高，或使用内径细、填料较少的色谱柱等情况往往会导致色谱柱超载，从而产生宽峰、伸舌峰或拖尾峰等现象。此外，增加进样量可能会导致背景噪声增加，不能达到增加灵敏度的目的。调整进样浓度可以纠正体积过载，样品浓度过高可以稀释或使用大容量的色谱柱。应注意确保进样标本的溶剂组成与初始流动相条件密切匹配。如果溶剂不匹配，可能会发生溶质沉淀，导致系统堵塞和（或）系统部件过早磨损。

7. 溶剂效应的影响

（1）溶剂效应的定义：溶剂效应亦称"溶剂化作用"。液相反应中，溶剂的物理和化学性质影响反应平衡和反应速度的效应称为溶剂效应。可能造成色谱峰展宽、分叉、保留时间漂移、峰面积变化、双峰等现象。与此同时，较早洗脱的峰出现前沿或分叉，较晚洗脱的峰峰形正常。

（2）溶剂效应判断：若因为溶剂效应原因影响峰形，一般表现为分裂峰在正常色谱峰的前面，而且出峰时间越早的化合物分裂现象越明显，出峰时间越晚的化合物甚至不会受影响。然而，并非所有分裂的现象都源于溶剂效应，当怀疑峰分裂是由于溶剂效应影响时，可减少样品进样体积（如 0.5 μL）进行测试，若峰形恢复正常就可以确认为溶剂效应所致。

（3）溶剂效应的原因：样品进入高效液相色谱中，当样品溶剂与流动相存在差异时，一部分样品成分可能溶解于流动相中，而另一部分则保留在溶剂中，导致色谱保留行为的差异。造成这种差异的原因主要有以下几个方面。①稀释溶剂极性的影响。在反相色谱系统中，溶剂极性的顺序为水＞甲醇＞乙腈。溶解样品的溶剂极性小于流动相极性时，样品溶剂可以看成流动相的一部分，一部分样品溶解于溶剂中会被迅速洗脱出色谱柱，而一部分样品溶解于流动相，被流动相洗脱出，这样会造成色谱峰的展宽或者分叉（图2-4），当改变了样本稀释剂的极性之后，峰形变好，且死时间处的裂分峰消失。②进样体积的影响。进样体积较小时，扩散至流动相中的溶质占大多数，且扩散在很短时间内完成，因此峰形与用流动相直接溶解样品无大差异。进样的体积增大时，留在溶剂本身里的溶质的量逐渐增大。当进样体积增大到一定数量时，留在溶剂里的溶质的量变得不可忽略，在色谱图上就表现为色谱峰的分叉、前延或展宽等（图2-5），存在溶剂效应的情况时，不同进样体积下的色谱峰形差异很大。③电离状态及兼容性影响。分析物在体系中电离状态的差异许多情况下会表现为保留时间的漂移或不稳定，甚至因为电离状态的复杂多样而表现为色谱峰展宽、拖尾不对称等。可以通过调节样品溶液的pH与流动相一致，或增大流动相的缓冲能力来改善。有些情况下，样品的溶解试剂和流动相可能无法兼容，直接进样就会发生溶剂效应导致峰形的裂分等情况。若流动相或流动相中的有机相无法直接溶解样品，可先用能溶解样品的溶剂溶解成高浓度溶液，然后再用流动相稀释至所需浓度，再进行进样分析。

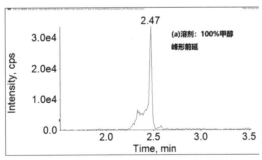 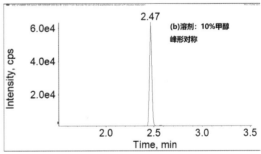

(a) 稀释溶剂：100% MeOH   (b) 稀释溶剂：10% MeOH

图 2-4　不同极性样本稀释剂的色谱图

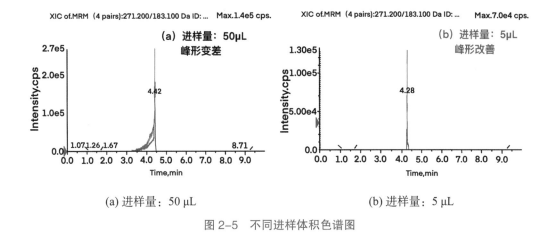

(a) 进样量：50 μL   (b) 进样量：5 μL

图 2-5　不同进样体积色谱图

（4）溶剂效应的解决方法：减弱或者消除产生溶剂差异的因素即可，如表 2-4 所示，置换或者改善试剂兼容性等。

表 2-4　消除溶剂效应的解决方法

	解决方法
1	尽量使用初始比例流动相作为进样溶剂
2	溶剂中的有机相比例略低于流动相有机相比例时峰形更好
3	适当地对溶剂进行转换（酸提、碱提、衍生化等）
4	适当地对溶剂进行净化（固相萃取、液液萃取等）
5	减少进样体积可减弱溶剂的影响，但可能影响灵敏度
6	将样品溶液的 pH 调节至与流动相一致
7	改善溶剂与流动相的兼容性

四、质谱参数和离子源再优化

一旦确定了 LC 条件后，通常需要回到质谱仪重新调整质谱参数，因为离子源产生喷雾的参数设置取决于所用流动相的组成和流速。这样做可以确保获得最佳的灵敏度，并有助于提高实验结果的再现性。

五、样品制备与提取

这是开发过程中对技术要求较高的阶段。其目的是为了消除尽可能多的干扰，同时最大限度地提高分析物的回收率。在测量低浓度时，可能需要引入浓缩步骤。

作为开发阶段的一部分，有必要评估基质对电离过程和分析物回收率的影响。如果在提取过程中不能达到足够的选择性，则需要调整 LC 条件以分离出任何干扰物。更详细的内容请参阅本章第二节。

六、方法学性能验证

方法开发完成后，通常需要根据一些关键参数评估整体性能，然后才能使用该方法测量临床样本，这个过程被称为性能验证程序。目的在于评估检测方法在临床的适用性。性能验证相当于对方法进行"压力测试"，通过测试一段时间内特定的分析变量，评估检测方法的性能可靠性和稳定性，推测在今后实验室日常使用中的情况。更详细的信息请参阅本章第四节。

1. 灵敏度评价

灵敏度是分析方法对目标分析物浓度变化的响应程度，是评价分析方法的重要指标之一。在质谱分析中，灵敏度最终由质谱仪响应、液相色谱条件和样品萃取效率共同决定。影响灵敏度的因素很多，如样品基质效应、离子化效率、质谱仪的分辨率及质量精度等。通常，灵敏度是基于特定浓度下的信噪比（signal to noise ratio, S/N）来评价。一般来说，S/N 值大于 10 意味着分析方法的灵敏度是可以接受的。如果 S/N 值小于 10，则需要采取浓缩样品、优化 LC 条件、提高萃取效率等措施提高灵敏度。常用的灵敏度评价方法包括：①检测限（limit of detection, LOD）：能够可靠区分分析物信号与背景噪声的最低分析物浓度。②定量下限（lower limit of quantification, LLOQ）：分析物能够可靠定量的最低浓度；③校准曲线：分析物浓度与质谱响应之间的关系曲线。通过分析校准曲线，可以评估分析方法的线性范围和灵敏度。

2. 基质效应

在 LC–MS/MS 检测过程中，目标分析物在纯溶液和生物样品基质（如尿液、血浆或血清）中的质谱响应存在显著差异。这种差异主要源于基质效应，即样品基质成分对分析物电离和检测造成的影响。基质效应发生在目标分析物的离子化过程中，生物样品基质中的成分可能影响分析物液滴形成和（或）液滴蒸发的效率，进而可能导致离子抑制或增强。此外，基质效应还可能干扰目标分析物的离子化效率和离子稳定性，甚至阻止分析物离子进入质谱仪，最终导致分析物信号下降（图 2-6）。

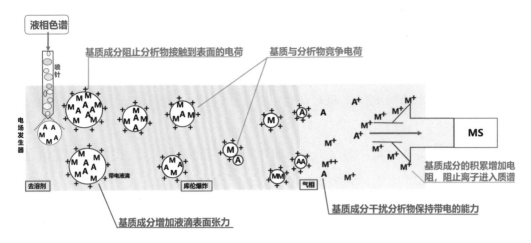

图 2-6 基质效应模式图

注：图中 M 为基质分子；A 代表分析物。

分子量大、极性和碱性化合物更容易受到基质效应的影响。有三种方法可以减少基质效应：①色谱分离法。利用色谱柱将分析物与干扰物分离，使它们在不同时间洗脱，从而减少干扰物对分析物信号的影响。②样品提取。在样品制备阶段，采用固相萃取（SPE）、液–液萃取（LLE）等技术选择性去除干扰物，减轻其对分析物信号的影响。③补偿。使用稳定的同位素标记（SIL）内标或基质匹配。SIL 内标与待测分析物具有相同的结构，但含有重同位素标记。SIL 内标的洗脱时间与分析物的洗脱时间几乎相同，经历的基质效应相同，通过测量它们的响应之比可以在不同基质之间进行补偿，计算出分析物的真实浓度；基质匹配是确保所有标准品、质控样品（QC）和测试样品在相同的基质中，从而使离子抑制效应达到一致。

第四节 液相色谱串联质谱方法的性能验证

很多 LC-MS/MS 方法是实验室根据临床需求自建的，即便是商业化试剂，在进入临床检测前，必须通过全面严格的实验进行评估和验证，证明是否满足临床预期用途。验证试验包括特异性、选择性、基质效应、携带污染、检测限和定量下限、线性、不精密度、正确度、稀释一致性和参考范围等。在分析样品之前，需要进行一系列系统适用性测试（SST）以验证系统的性能是否符合预期要求。SST通常采用未经过提取的样品作为系统适用性样本（SSS），浓度选择接近LLOQ，以评估仪器灵敏度；在分析测量范围内和在医学定值附近进行测试，以确保仪器在实际分析中能够满足临床样本检测要求。每日分析前、仪器维护后、断电后、保养后、调谐/校准后运行SSS，并将其响应与之前的数据进行比较，确认仪器性能。

性能验证的参考文献：美国临床实验室标准研究所（CLSI）发布的《质谱在临床实验室应用的指导原则》和中华医学会检验医学分会发布的《液相色谱-质谱临床应用建议》等，可以查阅。

在进行全面验证之前，需要先评估一些基本的方法性能参数，例如特异性、选择性、基质效应、携带污染和重复性等。通过快速评估这些分析性能，可以及时发现问题并优化检测方法，提高效率，为接下来的完整方法验证做好准备。

一、特异性和选择性

目的：评估检测方法在区分结构类似物、处理复杂生物基质和排除干扰化合物方面的能力。检查双空白样品（即无分析物和内标）中是否存在低背景噪声。这些背景信号可能来自内源性和外源性同分异构体的干扰，样品提取和衍生化过程，或者LC-MS/MS系统本身的各个部件（包括进样器、管路连接、色谱柱、离子源，甚至质谱仪等）可能会出现携带污染或影响检测特异性的情况。

方法：检测双空白基质中的背景信号，分别计算预期保留时间处双空白样本峰面积与定量下限峰面积之比，或者内标（IS）峰面积之比。

可接受标准：①在预期保留时间处，双空白样本不应出现背景峰（图2-7A、B）。②背景峰面积应小于分析物定量下限（LLOQ）峰面积的20%（表2-5）。③在预期保留时间处，双空白样本的内标（IS）峰面积应小于分析物IS峰面积的5%。双空白样品的定量结果反映了整个测试系统的背景水平，包括样品处理在内的所有步骤。

表2-5　血浆醛固酮检测方法开发特异性和选择性评估

特异性和选择性		
	醛固酮峰面积	醛固酮-d4峰面积
双空白（double blank）	7.5	17.4
定量下限（LLOQ 12.5 pg/mL）	1193	31630
双空白：定量下限（%）	0.63% < 20%	0.06% < 5%

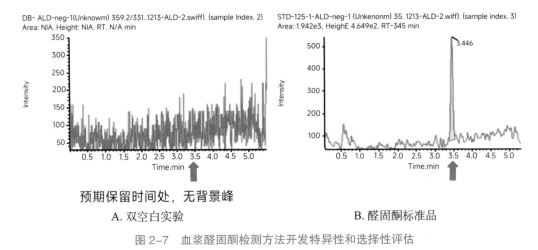

图 2-7　血浆醛固酮检测方法开发特异性和选择性评估

二、基质效应

常用评价基质效应的方法包括柱后灌注法（定性评价）、提取后加标法和混合实验（后二者为定量评价）。

1. 柱后灌注法

含分析物的纯溶剂经针泵注入质谱仪，并以恒定的流速连续灌注以保持一定的背景信号。将提取后的基质样品从进样器引入 LC-MS/MS 系统。标准溶液和基质提取物在柱后混合并引入离子源。如果基质中的任何洗脱组分干扰分析物的电离，则背景信号都会发生波动。基质效应的大小和分布可以通过色谱图直观地呈现出来，通过调整液相条件或者样品前处理可以改变分析物的保留时间以避免基质效应。至少应分析 6 个不同来源的基质样品。

结果：将标准溶液注入质谱仪，建立稳定的总离子流（total ion chromatogram，TIC），提取后的基质样品引入 LC-MS/MS 系统观察 TIC，检查基质样品引起的扰动，识别信号抑制区域（图 2-8 中红色箭头指示的位置），表明有离子抑制。

结论：柱后灌注法反映离子抑制出现的时间区域，抑制程度需定量实验进行评估；提示在优化色谱方法时，分析物洗脱时间应避开存在离子抑制效应的区域。

2. 提取后添加法

标准溶液中分析物的响应与基质样品提取液中加入相同量分析物后测得的响应进行比较，通过量化两种溶液响应之间的差异来评估基质效应对目标化合物峰面积的影响。

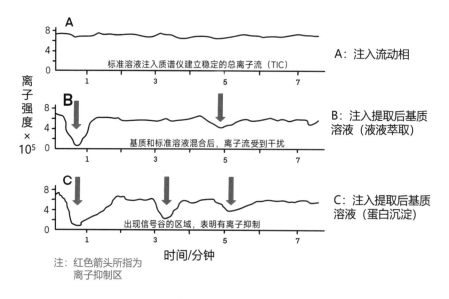

图 2-8　柱后灌注法离子抑制模式图

方法：

外源性化合物：选取 6 个不同的空白基质样品经提取后，提取液中分别添加高和低 2 个浓度水平的标准溶液和内标，添加的量与纯溶剂标准溶液中分析物和内标的量相同，进行 LC-MS 分析，得到基质样品和纯溶剂中目标化合物或者内标的响应值。重复 3 次，计算内标归一化基质因子。

计算：基质效应（ME，%）= 基质样品响应值 / 溶剂样品响应值 ×100%

内源性化合物：生物样本（血浆、尿液等）经前处理后，添加一定浓度的同位素内标；以纯溶剂为基质添加相同浓度的同位素内标，比较两组的响应值，考察方法的绝对基质效应。

判断标准：80% <基质效应< 120%，基质效应 =100% 视为无基质效应，基质效应 > 100% 视为存在离子增强，基质效应 < 100% 视为存在离子抑制。

示例：采用 "提取后添加法" 考察多黏菌素 B_1 的基质效应，选择 6 个不同来源的人血清基质进行前处理提取，提取液中添加低、中、高 3 个水平的多黏菌素 B_1 标准溶液和多黏菌素 B_1 内标。将含相同浓度的多黏菌素 B_1 血清基质提取液和纯溶剂标准溶液注入液质进行分析，分别得到溶剂样品中多黏菌素 B_1 峰面积（A_1）和内标峰面积（IS_1）、血清基质样品多黏菌素 B_1 色谱峰面积（A_2）和内标峰面积（IS_2），计算方法的绝对基质效应和内标校正的相对基质效应（MF）。结果如表 2-6。

表 2-6　多黏菌素 B₁ 基质效应评估

	分析物平均峰面积 A		分析物基质效应 ME$_A$	内标平均峰面积 IS		内标基质效应 ME$_{IS}$	内标归一化基质因子 % MF
	溶剂样品 A₁	基质样品 A₂	A₂/A₁	溶剂样品 IS₁	基质样品 IS₂	IS₂/IS₁	ME$_A$/ME$_{IS}$
QL	1198	1799	1.5	3153	5039	1.6	93.75
QM	47504	55024	1.16	3972	4804	1.21	95.87
QH	190703	236528	1.24	4819	6239	1.29	96.12

3. 混合实验

不同的基质样品与目标分析物纯溶液以不同的比例混合。如果样品存在显著的特异性基质效应，则观察结果将与预期结果不一致。

方法：基质样本（A）和目标分析物纯溶液（B）按下表比例混合，至少选择 5 种不同的基质样品（表 2-7）。

表 2-7　基质混合方案

	基质 A（%）	基质 B（%）	相对基质效应
A	100	0	/
C	80	20	[C-（0.8A+0.2B）]/（0.8A+0.2B）×100%
D	50	50	[D-（A+B）/2]/[（A+B）/2]×100%
E	20	80	[E-（0.2A+0.8B）]/（0.2A+0.8B）×100%
B	0	100	/

计算：基质样本中待测物与内标峰面积比，相对基质效应计算见表 2-7。基质的影响还可以通过线性回归分析进行评估，Y 轴上绘制观察浓度，X 轴上绘制期望浓度。计算期望值（基于混合物中使用的每种样品的比例）与实测值的偏差。

接受标准：< 20% 则视为无相对基质效应，不影响准确定量；不同来源样本基质效应精密度（CV%）< 15.0%；斜率在 0.95 ~ 1.05 即认为基质效应不显著，且回收率应 < 15%。

三、携带污染

定义：LC-MS/MS 是一个连续流路系统，高浓度样本存在潜在残留风险。

1. 评估方法一

高浓度待测样品提取物和空白样品提取物交替进样至少 5 次，在进样最高浓度点后空白样品的响应值 < 20% LLOQ，视为没有残留影响（图 2-9）。

接受标准：空白样品待测物响应 < 20% LLOQ 和内标响应 < 5%IS。

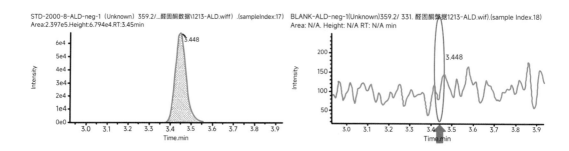

图 2-9　血浆醛固酮检测携带污染的评估方法一

2. 评估方法二

低浓度的样品先重复进样 10 次，然后交替进样高浓度和低浓度样品重复 10 次，使用 t 检验比较两组低浓度响应的平均值；或比较高低转换样本均值与低低转换样本均值的差值，计算携带污染率（%）。若携带污染率低于 20%，则认为无明显携带污染。

携带污染率 =（高低转换样本均值 − 低低转换样本均值）/ 高低转换样本均值 × 100%

四、重复性

在评估检测方法的精度之前，先在校准范围内的多个点上进行简单的可重复性精度评估。如果检测方法的可重复性差，应回到开发步骤并改进方法。建议在以下三种浓度下评估精度：定量下限（LLOQ）的 110%，定量上限（upper limit of quantification, ULOQ）的 90% 和（LLOQ + ULOQ）/2。在每个浓度下重复进行 20 次，计算标准差（standard deviation, SD）、变异系数（coefficient of variation, CV%）和目标值的回收率。CV% < 15%，且回收率 > 80% 视为可接受，则可准备进入完整的验证过程。

五、检测限和定量下限

检测限（LoD）：检测方法在规定的实验条件下所能检测分析物的最低浓度。

实验方法：以平均信噪比 > 3 时的浓度作为方法的检测限。LoD 仅用于辅助确定检测方法的 LLOQ。采用 LC-MS/MS 定量检测时，不建议报告低于 LLOQ 的检测结果。

定量下限（LLOQ）：在满足实验室对准确度和精密度要求的前提下，检测方法在规定的实验条件下所能准确定量分析物的最低浓度。

实验方法：选择 3 ~ 5 个浓度接近 LoD 的样本，每个浓度样本至少检测 10 次，分别评估样本的总精密度及浓度均值与理论值的偏差，该方法可获得结果接近 LLOQ 真值。

接受标准：通过相对误差（relative error, RE）、CV 及 S/N 判定，当同时满足 RE 在 ±15% 以内，CV < 20%，且 S/N > 20 的最低浓度为 LLOQ。

以醛固酮为例，选取 3 个浓度水平接近 LoD 的样本，每个浓度样本分为 5 份，每份样本重复测 3 次，结果见表 2-8。样本 2 的 RE 为 3.92%，CV 为 8.91%，且 S/N 为 51，其均值作为该方法的 LLOQ。

表 2-8 定量下限检测结果

样本	理论浓度（pg/ml）	检测数	测定均值（pg/ml）	$R_{S/N}$	CV%	RE%
1	7.5	15	4.06	14	36.7	-45.9
2	12.5	15	12.99	51	8.91	3.92
3	25	15	25.96	102	6.25	3.84

六、线性范围

线性范围指分析物浓度与质谱仪响应呈线性关系的浓度范围。在测量过程中，质谱仪会产生一个与分析物浓度成正比的信号。但是，如果分析物浓度过高，会导致离子源或检测器发生饱和，从而导致信号不再增加。因此，需要确定分析方法的线性范围，并确保样品浓度落在该范围内。

评价方法：至少选择 6 个非零浓度的样本；每个浓度样本重复测定 2 ~ 4 次；应避免使用连续稀释来建立线性实验样本。将分析物峰面积与内标（IS）峰面积比值与已知浓度关联，以标准品中已知分析物的浓度为 X 轴，分析物峰面积与 IS 峰面

积比值为 Y 轴，使用多元回归方程（如最小二乘回归分析法）进行拟合，建立标准曲线，选择权重系数，记录线性方程和相关系数 r，评价线性。

接受标准：使用多元回归方程评价线性，相关系数 $r > 0.99$，各浓度样本的实测值与理论值之间的偏差应在可接受范围之内（LLOQ 处 RE 应在 ±20% 以内，其他浓度 RE 应在 ±15% 以内，CV < 15%）。

如醛固酮检测标准曲线见图 2-10，选择 8 个浓度点，每个浓度点重复测定 3 次，采用多元回归方程拟合曲线 $r > 0.99$，偏差 < 15%，CV < 15%。

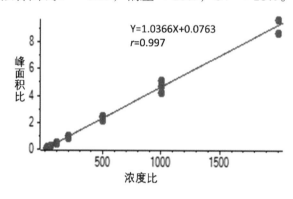

图 2-10 醛固酮标准曲线

七、不精密度

评价目标分析物重复测定的一致性，通常用 CV 表示。

评价方法：选择分布在分析测量范围内低、中、高 3 个不同浓度的样本，可以是基质匹配样本池（添加或人源样本）、商业化质控品等。如果高浓度样本和低浓度样本没有覆盖定量范围，可以添加标准品，高浓度样本也可以进行稀释。但这两种情况需要充分考虑潜在的基质效应。建议浓度为 1/2 临界值、2 倍临界值和线性范围上限的 80%。连续检测 5 天，每天每个浓度至少重复 3 次，获得至少 45 个检测值。分别评估批内、批间不精密度和总不精密度。

接受标准：LLOQ 浓度附近低值 CV < 20%；其余浓度 CV < 15%。

八、正确度

多次测量的测量值与真实值的一致程度，检测系统准确性可通过方法间比较、检测有证参考物质（certified reference materials，CRMs）或回收实验等进行评估，建议使用一种或多种方法。评估结果需满足生物学变异或临床指南的要求。

评价方法：①与参考方法（RMP）比较。②检测 CRMs，分 3～5 个批次检测，每个样本重复测量 2 次，检测值在靶值的 ±15%，低浓度样本的 CV < 20%，中高浓度 CV < 15%。③加标回收实验，当没有 RMP 或 CRMs 时，推荐使用回收实验。选择至少 3 个浓度的质控品或临床样本分别添加低、中、高 3 个已知浓度的标准品，每份样本重复检测 5 次，理论值为样本中内源性分析物与加入标准品浓度之和，测定值与理论值的比为加标回收率，可用于评价正确度。

接受标准：实测值与理论值偏差在 ±15% 以内，低浓度点实测值与理论值偏差在 ±20% 以内。

九、稀释一致性

考察稀释一致性是为了应对临床检测中遇到样本浓度超出定量范围、校正样本离子抑制或增强以及小体积样本如婴幼儿样本等的情况。对于浓度超出定量范围的样本可进行稀释后检测，不推荐使用定量范围外推的方法求算样品的浓度。在 LC-MS/MS 分离和离子化过程中，样本基质对结果影响较大，因此在建立方法时，必须对稀释方法的稀释液和稀释倍数进行精密度和回收率评估。

评价方法：一般选择不含分析物的基质或替代基质（如水）作为稀释剂。采用回收率评估稀释基质的适用性和最大稀释比。稀释一致性评价要求每个稀释浓度至少单独制备 5 份样本并使用已建立的定量方法检测每份样本。

测量区间内的稀释：当校正样本离子抑制或增强以及小体积样本如婴幼儿样本等的情况下可能需要稀释样本。应注意避免将标本稀释至分析物浓度小于 3 倍的 LLOQ，稀释样品的浓度接近定量下限（LLOQ）时，稀释操作可能导致回收率超出 20% 的允许范围。

测量区间外的稀释：当待测样品中分析物浓度大于 ULOQ 时，需要对样品进行稀释，以达到线性测量范围内再进行检测。通常将标本提取物（而不是标本）稀释，然后进行分析。稀释剂应含有与稀释前提取样品相同浓度的 IS。当最大稀释倍数仍无法将分析物浓度降至定量上限（ULOQ）以下时，结果应报告为"高于 ULOQ"。

接受标准：当稀释后样本中分析物浓度大于 3 倍 LLOQ 时，回收率为 100%±15%，且 CV < 15% 为可接受，如回收率超过这个标准提示稀释过度、稀释基质不合适和（或）稀释引入基质效应。稀释的回收率和精密度的可接受标准可以根据临床具体应用进行调整。

十、稳定性

稳定性主要考察化合物在生物基质中的稳定性以及提取后样本稳定性，建议考察未处理样本（包括质控品和标准物质）和处理后样本的稳定性。

（1）在生物基质中的稳定性考察样品保存在 2 ~ 8 ℃和 –20 ~ –30 ℃环境温度下的稳定性；样本、校准品和质控样品冻融实验及其在 –20 ~ –30 ℃和 –80 ℃环境温度下的稳定性。可根据本实验室的需求验证样本、校准品和质控样品在不同环境温度下的稳定性。

（2）提取后样本稳定性，储存温度及储存时间：2 ~ 8 ℃储存至少 24 小时后，重新进样再测，再测浓度与原测结果偏差 < 15%。

十一、干扰因素

建议对临床样本中常见的干扰因素进行评估，同时需关注同分异构体或同位素的干扰。推荐使用含高浓度干扰物的临床样本进行干扰评估。对未知干扰物的监测通过离子峰度比，其在批内或批间无显著变化。积累检测方法建立和验证阶段的数据，设定离子比变化的可接受标准。此外，对色谱峰形保留时间、分析物与 IS 的一致性也应进行监测，以评估干扰的存在。

干扰来源：内源性物质、同分异构体、药物及代谢物、溶血 / 黄疸 / 脂血症 / 血液 / 尿液 / 唾液以及任何基质收集管 / 设备。

方案：评估临床常见干扰因素，选择含高浓度干扰物的临床样本。

可接受标准：干扰物（包括内源性和外源性化合物）的信号小于分析物 LLOQ 的 20%，干扰导致的结果偏差应 < 15%。未知干扰物：正常情况下，定性离子和定量离子的比值（ion ratio）是相对稳定的，如果有其他结构类似物干扰，ion ratio 会发生显著变化；比较标准溶液与未知样本离子峰度，患者样本离子比和校准溶液的离子比偏差 < 20% 为可接受标准。

十二、参考区间

建立 LC-MS/MS 方法的参考区间或引用其他机构的参考区间并验证。

内源性的化合物：

方案一：自建参考区间，选择至少 120 份"健康"样本用 LC-MS/MS 方法检测。

结果：检测数据呈正态分布，可采用 x±2s 或 x±3s 确定参考区间上下限；检测数据呈偏态分布，可采用百分位数法确定参考区间。

方案二：引用其他机构参考区间，需根据检测项目的特点，选择至少 20 份样本。

接受标准：超出参考区间的例数小于 2 例。

外源性化合物：非治疗化合物，参考区间为"阴性"或"none present"；治疗化合物，如果治疗范围已经建立，必须有引用文献。

参考文献

[1] Sargent M. Guide to achieving reliable quantitative LC–MS measurements[M]. Teddington: RSC Analytical Methods Committee, 2013.

[2] CLSI. Liquid Chromatography–Mass Spectrometry Methods. 2nd ed. CLSI guideline C62[S]. Clin Labor Standards Institute, 2022.

[3] CLSI. Mass Spectrometry in the Clinical Laboratory: General Principles and Guidance; Approved Guideline. CLSI document C50–A[S]. Clin Labor Standards Institute, 2007.

[4] Honour J W. Development and validation of a quantitative assay based on tandem mass spectrometry[J]. Ann Clin Biochem, 2011, 48 (Pt 2): 97–111.

[5] Van Eeckhaut A, Lanckmans K, Sarre S, et al. Validation of bioanalytical LC–MS/MS assays: evaluation of matrix effects [J]. J Chromatogr B, 2009, 877(23): 2198–2207.

[6] Matuszewski B K, Constanzer M L, Chavez–Eng C M. Strategies for the assessment of matrix effect in quantitative bioanalytical methods based on HPLC–MS/MS [J]. Anal Chem, 2003, 75(13): 3019–3030.

第三章

质谱检测在临床疾病诊断中的应用

在前面的章节中，我们已经详细讨论了质谱技术以及 LC-MS/MS 技术在检测复杂基质中化合物的诸多优势。传统检测方法如免疫学方法在临床应用中发挥了重要作用，然而，免疫方法在特异性和结果可互换性方面存在固有的局限性，在准确识别结构相似物尤其是小分子结构类似物方面优势不足，尤其是对于类固醇激素和儿茶酚胺及其代谢产物等小分子化合物。例如，类固醇激素免疫分析通常会高估真实浓度，不同的免疫分析供应商和平台之间存在显著的实验室间变异性。使得长期跟踪患者变得困难。因此，LC-MS/MS 技术正迅速成为包括类固醇激素在内的多种化合物检测的首选技术。质谱技术在临床疾病诊断中的应用范围不断扩大，为临床实践提供了更多的选择和可能性。本章将与读者分享质谱技术在临床疾病诊断中的应用，包括 RAAS 系统的检测、儿茶酚胺类物质检测、类固醇激素的检测、氨基酸、胆汁酸以及维生素检测等内容。

第一节　肾素 - 血管紧张素 - 醛固酮系统检测

一、肾素 - 血管紧张素 - 醛固酮系统概述

肾素 - 血管紧张素 - 醛固酮系统（renin-angiotensin-aldosterone system, RAAS）是人体内最强大的钠平衡、体液容量和血压调节因子之一。该系统涉及多个器官，包括肾脏、肝脏、血管、肺、肾上腺、脑下垂体和下丘脑，主要组成包括肾素（酶）、血管紧张素 Ⅱ（angiotensin, Ang Ⅱ，激素）和醛固酮（激素）。

当人体血压下降时，肾颗粒细胞释放血管紧张素原酶（即肾素）进入血液。肾素

的作用是切割血管紧张素原（angiotensinogen, AGT），生成血管紧张素 I（angiotensin I，Ang I）。Ang I 没有活性，经血液到达肺和肾脏，被血管内皮中表达的血管紧张素转换酶（angiotensin-converting enzyme, ACE）分解成活性激素 Ang II。Ang II 是一种具有内分泌/自分泌/旁分泌作用的多功能效应器分子，与几乎所有的系统相互作用。Ang II 能使小动脉的肌肉壁收缩（变窄），从而使血压升高；与血管紧张素 1 型受体（AT1R）结合触发肾上腺皮质球状带细胞释放醛固酮以及脑垂体释放抗利尿激素（ADH 或加压素）等。血液中醛固酮和 ADH 升高促进肾脏保钠。醛固酮从肾上腺释放后，作用于肾脏中的盐皮质激素受体（mineralocorticoid receptor, MR），通过增加上皮钠通道（epithelial sodium channel, ENaC）的表达刺激钠的重吸收，从而引起血浆容量的扩大、血压的上升和尿钾排泄。肾素的合成和分泌受到醛固酮的负反馈调控。而醛固酮的生物合成受到 Ang II 和血清钾水平的主要调控。此外，RAAS 不仅受到肾素的调节，还会被其他激素激活，包括皮质类固醇、雌激素和甲状腺激素等。

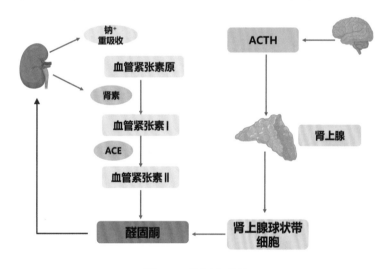

图 3-1　RAAS 系统

二、RAAS 系统在疾病中的检测意义

1. 原发性醛固酮增多症

原发性醛固酮增多症（primary aldosteronism, PA）简称原醛症，是一种以体内醛固酮分泌过量为特征的内分泌紊乱疾病，导致体内潴钠排钾、血容量增加，同时抑制肾素-血管紧张素系统的活性。PA 在高血压人群中不到 1%，在难治性高血压患者中患病率为 17% ~ 23%。PA 可分为 5 个亚型，包括醛固酮瘤、特发性醛固酮增多症、

原发性肾上腺皮质增生（又称单侧肾上腺增生）、家族性醛固酮增多症以及分泌醛固酮的肾上腺皮质癌。该病的临床主要表现为高血压伴低血钾。研究发现，过量的醛固酮是导致心肌肥厚、心力衰竭和肾功能受损的重要危险因素。相比原发性高血压患者，原醛症患者更容易遭受心脏、肾脏等高血压靶器官的严重损害。因此，及时的诊断和治疗对于避免这些并发症、提高患者生活质量至关重要。

PA 的筛查和确诊：血浆醛固酮与肾素活性比值（aldosterone renin ratio, ARR）是 PA 筛查的首选指标。血浆醛固酮水平升高、血浆肾素活性（plasm renin activity, PRA）降低和 ARR 升高是 PA 的推定证据，但 ARR 有一定假阳性率。必须选择一种或几种确诊试验证实醛固酮分泌异常才能确诊。目前主要有 4 种确诊 PA 的试验。

（1）口服高钠饮食试验：正常人在高钠摄入后会抑制体内醛固酮水平，而 PA 患者则不会发生抑制。

（2）氟氢可的松抑制试验：氟氢可的松是一种肾上腺皮质激素，可抑制醛固酮的分泌。在氟氢可的松的抑制下，正常人的醛固酮水平会明显下降，而 PA 患者则不会发生明显下降。

（3）生理盐水输注试验：生理盐水输注可导致血浆渗透压升高，从而刺激醛固酮的分泌。在生理盐水输注下，正常人的醛固酮水平会明显升高，而 PA 患者则不会发生明显升高。

（4）卡托普利试验：卡托普利是一种血管紧张素转化酶抑制剂，可抑制 Ang Ⅱ 分泌。Ang Ⅱ 是醛固酮分泌的重要激素之一。在卡托普利的抑制下，正常人的醛固酮水平会明显下降，而 PA 患者则不会发生明显下降。

PA 分型：不同分型的 PA 治疗方案的选择不同，醛固酮瘤或单侧肾上腺增生手术后血钾水平均能恢复正常，血压下降或完全恢复正常比例也可达到 30% ~ 60%。双侧肾上腺静脉采血 (AVS) 是 PA 分型诊断的"金标准"，进行 AVS 时，将导管插入左右肾上腺静脉后采血，检测血皮质醇及醛固酮。肾上腺静脉皮质醇与外周静脉皮质醇比值是评价插管成功的标志。根据醛固酮的结果判断有无优势分泌。评价标准详见《原发性醛固酮增多症诊断治疗的专家共识》（2020 版）。

2. 肾脏疾病

如单侧肾动脉狭窄或肾素瘤，可导致血浆肾素和醛固酮水平升高。PRA 测定也有助于诊断继发性醛固酮增多症引起的高血压。Liddle 综合征患者的肾脏钠通道过度活跃，导致钠被过度重吸收，表现为低肾素伴低醛固酮。

3. 其他

肾素－血管紧张素系统具有免疫调节特性，在肿瘤学中，RAAS 过度激活与肿瘤迁移、存活、细胞增殖和血管生成有关。在重症监护病房，血管麻痹性休克患者常表现为严重的微循环障碍，而 Ang Ⅱ 的缺乏进一步加重了组织灌注不足，增加了多器官功能衰竭的风险。

三、RAAS 系统检测临床质谱的应用

临床上主要采用放射免疫和化学发光免疫法检测 Ang Ⅰ、Ang Ⅱ 和醛固酮。但是由于醛固酮和 Ang Ⅱ 浓度低，免疫法存在一定的局限性，比如灵敏度低以及测定中出现其他结构类似物与抗体发生交叉反应等。LC-MS/MS 方法用于 Ang Ⅰ、Ang Ⅱ 和醛固酮的定量检测，具有特异性强、灵敏度高的特点，在临床实验室应用日趋增多。Ang Ⅰ 和 Ang Ⅱ 是多肽类物质，醛固酮是类固醇类小分子，醛固酮在质谱检测中通常采用负离子模式，而 Ang Ⅰ 和 Ang Ⅱ 正离子信号更好。目前已经开发出 LC-MS/MS 技术同时检测 Ang Ⅰ、Ang Ⅱ 和醛固酮 这 3 种激素的方法，大大提高了检测效率。

通常，我们通过在适当缓冲条件下（通常 pH=6）孵育一段时间后测量血浆中 Ang Ⅰ 的量来确定 PRA。孵育时间通常为 3 小时，并且孵育过程不能影响 Ang Ⅱ 和醛固酮的浓度。96 孔固相萃取板可以实现 Ang Ⅰ、Ang Ⅱ 和醛固酮三个指标同时富集纯化。在 Ang Ⅰ 生成过程中乙二胺四乙酸（EDTA）、苯甲基磺酰氟（PMSF）和大豆丝氨酸蛋白酶抑制剂（SBIT）组合抑制 ACE 和非特异性肽酶对 Ang Ⅰ 的转化和降解。需将溶液的 pH 调节在 5.45 ~ 5.50 范围内，以使肾素活性最大化并保持酶抑制剂的稳定。

如果肾素活性较低并且需要较长的时间以产生足够的 Ang Ⅰ，则孵育的持续时间从至少 1 小时延长到 24 小时。PRA 的结果可能受到许多不同因素的影响，如孵育时间、溶液的 pH、酶抑制剂的选择和标本中内源性 Ang Ⅰ 的浓度，3 小时可能是不同实验中测量 PRA 最常见的条件。当时间小于 3 小时，Ang Ⅰ 的形成速率可能尚未达到平衡。在计算生产率时应减去孵育前 Ang Ⅰ 的量，研究表明，孵育前 Ang Ⅰ 的含量对最终结果的影响较小。因此，在获得 PRA 结果时，基线 Ang Ⅰ 可以不被减掉。在液相分离这一步要求也比较高，因为 Ang Ⅰ 和 Ang Ⅱ 是多肽，常常吸附并残留在色谱柱上，并且容易带正电荷，流动相中加酸可以提高响应。但是醛固酮容易带负

电荷，并且负离子干扰较小。所以液相条件优化时要同时兼顾3种物质。

质谱检测需要高灵敏度的质谱仪器，才能够可靠地检测醛固酮低至几十 pg/mL 和 Ang Ⅱ 低至几 pg/mL 的浓度。并且仪器需要具备正负快速切换的能力才可以实现一针进样同时检测 Ang Ⅰ、Ang Ⅱ 和醛固酮三个指标。若仪器灵敏度不够，也可以考虑将醛固酮、Ang Ⅰ 和 Ang Ⅱ 分开检测。

四、样本采集和保存注意事项

血浆醛固酮浓度（plasm aldosterone concentration, PAC）和 ARR 是 PA 筛查指标。PAC 是血浆醛固酮的绝对值，其具有昼夜节律变化，受位置、饮食和肾素水平的影响。环境温度或冷藏温度可以促进肾素原通过前体段的展开而非水解活化为肾素。在正常情况下，肾素原浓度比肾素浓度高约 10 倍，但在低肾素状态下（PA 筛查），这可能会增加到 100 倍。由于约 2% 的肾素原具有催化活性，特别是在冷藏温度下，应尽量限制肾素原的激活，以防止 PRA 的假性增高。此外，在环境温度下，样品中的肾素原自发激活，产生 Ang Ⅰ 导致底物耗尽。这改变检测体系中底物的可用性和酶动力学，导致较低的结果。建议样本采集后立即离心分离血浆，并在 -20℃ 或更低的温度下冷冻保存。

LC-MS/MS 技术测量的 PRA 活性基于测定血液中 Ang Ⅰ 的生成量，由于血液中原本就含有极微量的 Ang Ⅰ，浓度通常低于检测下限，或相对于样品中生成的 Ang Ⅰ 浓度非常低，因此检测结果可以不减样品中 Ang Ⅰ 的本底。此外，建议使用 EDTA 抗凝剂的血浆样本，非 EDTA 血浆样本通常会导致 PRA 结果异常偏低，甚至检测不到，并会导致 PA 筛查假阳性。

五、参考范围

血浆醛固酮参考范围见表 3-1。

表 3-1　血浆醛固酮参考范围

年龄	参考范围（单位：ng/dL）
0~30 天	17~154
31 天 ~11 个月	6.5~86
1~10 岁	仰卧位：≤40；立位：124
≥11 岁	≤21

来自 https://www.mayocliniclabs.com/test-catalog/overview/65424#Clinical-and-Interpretive。

当醛固酮单位为 ng/dL，ARR 最常用切点是 30；当醛固酮单位为 pmol/L，ARR 最常用切点是 750。

第二节 儿茶酚胺类物质检测

儿茶酚胺（catecholamines, CAs）类物质是一类含有儿茶酚和胺基的神经递质或激素，主要包括多巴胺（dopamine, DA）、去甲肾上腺素（norepinephrine，NE）和肾上腺素（epinephrine, E），是存在于中枢和外周的神经递质或激素。儿茶酚胺代谢物主要包括甲氧基肾上腺素（metanephrine, MN）、甲氧基去甲肾上腺素（normetanephrine, NMN）、3- 甲氧酪胺（3-methoxytyramine, 3-MT）、高香草酸（homovanillic acid, HVA）和香草扁桃酸（vanillylmandelic acid, VMA）。儿茶酚胺检查可以评估儿茶酚胺代谢及相关疾病，在临床检测中具有重要意义。

一、儿茶酚胺类物质概述

儿茶酚胺的合成始于酪氨酸。首先，酪氨酸羟化酶（TH）将酪氨酸转化为 3,4-二羟基苯丙氨酸（L- 多巴胺），TH 是肾上腺髓质和大脑及交感神经系统儿茶酚胺能神经末梢特有的限速酶。L- 多巴胺在芳香族 -L- 氨基酸脱羧酶（L-AADC）催化作用下脱羧形成多巴胺。多巴胺被转运到囊泡储存颗粒中，经羟基化形成去甲肾上腺素（NE）。NE 是大脑某些神经元和外周交感神经元中的活性激素，在激活后释放到循环系统或神经元突触间隙中。在肾上腺髓质的嗜铬细胞和中枢及外周的一些神经元中，苯乙醇胺 N- 甲基转移酶（PNMT）催化 NE 转化为肾上腺素（E）。

大部分儿茶酚胺类物质在细胞内代谢。进入血液循环后半衰期非常短，会被非神经元细胞吸收。NE 和 E 主要由儿茶酚胺甲氧基转移酶催化生成甲氧基去甲肾上腺素（NMN）和甲氧基肾上腺素（MN），也被称为甲氧基代谢产物。这些代谢物随后被单胺氧化酶（AMO）氧化成香草杏仁酸。

在肾上腺髓质和大脑一些区域，PNMT 将去甲肾上腺素转化为肾上腺素。单胺氧化酶（monoamine oxidase, MAO）催化 NE 生成 3,4- 二羟基苯基二醇（DHPG），后者在邻苯二酚 - 甲基转移酶（catechol-o-methyltransferase, COMT）的作用下生成 3-

甲氧基 -4- 羟基苯基二醇（MHPG），是中枢内 NE 的主要降解产物。COMT 催化 DA 甲氧基化生成 3- 甲氧酪氨（3-MT），COMT 同样可以催化 NE 和 E 的 3，4- 二羟基苯环上的 C3 位甲基化，分别生成 NMN 和 MN。含有胺基团的 O- 甲基化合物被 MAO 进一步代谢分解，3- 甲氧基酪胺脱氨基生成高香草酸（HVA），NMN 和 MN 脱氨基生成 MHPG。MHPG 由 ADH 催化氧化转化为 VMA，几乎所有的 VMA 都是由 MHPG 转化来（图 3-2）。

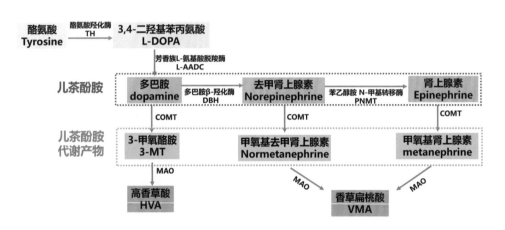

图 3-2　儿茶酚胺代谢途径

注：MAO，单胺氧化酶；COMT，邻苯二酚 - 甲基转移酶。

二、儿茶酚胺类物质在疾病中的检测意义

嗜铬细胞瘤 (pheochromocytoma, PCC) 和副神经节瘤（paraganglioma, PGL) 是分别起源于肾上腺髓质嗜铬细胞或肾上腺外交感神经节的肿瘤，这两类肿瘤合成并释放大量儿茶酚胺(CAs)类物质，主要包括去甲肾上腺素(NE)、肾上腺素(E)及多巴胺(DA)。CAs 引起患者血压升高等一系列临床症状，并导致心、脑、肾等严重并发症。 肿瘤位于肾上腺称为 PCC，位于肾上腺外则称为 PGL，二者合称 PPGL。PGL 可起源于胸、腹部和盆腔的脊椎旁交感神经链，也可来源于沿颈部和颅底分布的舌咽、迷走神经的副交感神经节，后者常不产生 CAs。PCC 占 80% ～ 85%，PGL 占 15% ～ 20%。PPGL 的发病与基因的突变有关，已知有 17 个致病基因。根据基因突变产生细胞内不同的信号传导通路主要临床表现为阵发性、持续性高血压伴有腹痛。面色苍白、头痛、心悸和多汗是 PPGL 高血压发作时最常见的三联征，这些症状可能是短暂的，从而使诊断变得困难。其他不常见的症状包括视物模糊、视盘水肿、体重减轻、高血糖、多尿和烦渴。

PPGL 定性诊断是测定儿茶酚胺及代谢产物，包括测定血和尿 E、NE、DA 及其中间代谢产物甲氧基肾上腺素 (MN)、甲氧基去甲肾上腺素 (NMN) 和代谢终产物香草扁桃酸 (VMA) 浓度。MN 和 NMN 是 E 和 NE 的中间代谢产物合称为 MNs，在肾上腺髓质和 PPGL 瘤体内代谢生成并且以高浓度水平持续存在。《嗜铬细胞瘤和副神经节瘤诊断治疗的专家共识》推荐诊断 PPGL 首选检测血液中游离的 MNs 或尿 MNs，其次可检测血或尿 NE、E、DA 浓度以帮助诊断。值得指出的是儿茶酚胺和 MNs 都可以在尿液中测量，但在血浆中只建议测量 MNs。因为儿茶酚胺是高度不稳定的化合物，半衰期较短且为阵发性释放，在压力和疼痛的时候会急剧增加。抽血本身可能会导致血浆中儿茶酚胺的升高，因此样本采集要求严格。样本采集时，房间必须黑暗而安静；采样后，样品必须立即离心，并在 1 小时内冷冻保存，以防止儿茶酚胺的代谢。由于上述原因，血浆儿茶酚胺不再被推荐用于嗜铬细胞瘤的筛查。

三、儿茶酚胺检测临床质谱的应用

1. 儿茶酚胺检测临床质谱方法的建立

儿茶酚胺是含有胺基团和儿茶酚基团的有机化合物。儿茶酚基团由含两个羟基的苯环构成，其化学性质不稳定，在碱性条件下极易氧化成醌类化合物，在酸性条件下较稳定。儿茶酚胺及其代谢物属于两性化合物，水溶性较好，Log P 值在 0 左右，提示极性大，在常规的反相色谱柱（如 C18 柱）上的保留效果较差，因此液相分离时可考虑使用亲水色谱柱 (HILIC) 分离极性化合物与基质干扰物较为合适。HILIC 柱配上高比例有机相（ > 80% ），增强了极性化合物的保留，并促进了其在质谱离子源中的电离。与以水性流动相为主的反相色谱相比，HILIC 能为极性化合物提供更高的电离效率，从而改善分析灵敏度。此外，可以考虑这些化合物结构中含有苯环，选择使用填料上键合苯基的色谱柱能改善色谱保留效果。需要注意的是 E 和 NMN 是同分异构体，在色谱分离时应优化色谱条件将其分开。

优化样品制备条件是提高回收率和重现性的关键步骤。目前主要用 SPE、LLE 法进行前处理，对于浓度极低的样本，前处理可考虑采用 SPE 或 LLE 与衍生结合，衍生后，非极性增大，故可以考虑使用 LLE 或者 SPE 结合反相色谱柱。SPE 是目前应用最广泛的样品提取方法之一。MNs 具有氨基基团，弱阳离子交换柱（WCX）因含有弱的酸性羧基阳离子交换物质，在 pH > 5 的条件下，这些基团带负电，与含有氨基基团带正电的 MNs 发生离子交换作用，从而将 MNs 吸附在固相柱上，用水和 100% 乙腈可以洗涤掉其他杂质，达到纯化样本的目的。近年来，使用磁性纳米粒子合成各种磁性固相吸附剂（magnetic solid phase extraction, MSPE）进行样本前处理，这些材料具有高磁响应性、均匀的中孔和大比表面积，因此具有更高的吸附和脱附效率，用于提取和富集人血、尿样品中的 CAs 及其代谢物。

2. 样本采集和保存注意事项

药物、饮食成分以及许多生理条件（运动、压力、姿势）和疾病都会影响血浆和尿液中儿茶酚胺及其代谢产物的水平。这些混杂因素对儿茶酚胺测量的影响通常会导致检测结果假阳性（FP）。药物通过干扰儿茶酚胺及其代谢产物的合成和储存、分泌或代谢。例如，长期接受三环类抗抑郁药（TCA）治疗的患者血浆和尿液 NE 和 NMN 增加；左旋多巴和卡比多巴的给药与血浆和尿液多巴胺水平的显著升高有关；饮酒和吸烟可能会增加血液/尿液中儿茶酚胺的水平。患者在测试前 8～12 小时内避免吸烟、剧烈体育活动、含咖啡因和酒精饮料以及富含儿茶酚胺的食物。假阳性的结果多见 MN 升高或者 NMN 升高，一般不会出现同时升高。当血浆游离 MNS 水平轻度升高（高于参考范围，但低于参考范围上限的 3 倍）时，通常提示存在假阳性的可能，主要原因是采样不当。建议重新采样以排除误差。若 MNS 水平升高幅度达到或超过参考范围上限的 3 倍，则假阳性的可能性较低，应高度怀疑患有 PPGL。

（1）血液标本采集注意事项。

儿茶酚胺及其代谢物血液样本采集程序为：在取样前患者应保持安静仰卧至少 30 分钟，使用静脉留置导管采集血样，采用 EDTA 或肝素抗凝，血样置于冰上运送到实验室；采血后应尽快（在 30 分钟内）分离血浆并置 -80 ℃存储，血浆儿茶酚胺在 20 ℃下稳定 1 天，在 4 ℃下稳定 2 天，在 20 ℃下保存一个月，在 70 ℃下保存长达 1 年。

（2）尿液标本收集注意事项。

24 小时尿儿茶酚胺检测避开了昼夜变化以及压力和运动对儿茶酚胺水平的影响，并可降低假阳性率。建议在尿液采集开始时添加 Na2EDTA/Na2S2O5 代替浓盐酸（避免采集人因操作不慎造成伤害）。在样品采集后，用盐酸将尿液适度酸化将 pH 降至 3.5~4.0，并避光保存以防止儿茶酚胺及其代谢产物降解，尿儿茶酚胺在室温下可稳定 5 天。尿液在样本收集期间的存储温度对儿茶酚胺的稳定性有影响，为保证尿样中儿茶酚胺的稳定，未添加防腐剂的随机尿样本收集后需要立即存储在 -20 ℃条件下稳定 2 周或 -80 ℃下至少可以保存 1 个月。但是 pH 值低于 2.0 时硫酸化儿茶酚胺可能发生水解从而增加游离儿茶酚胺的含量。此外，尿液中的甲氧基肾上腺素水平比儿茶酚胺更加稳定，有报道称，在未添加任何酸性防腐剂的尿样本中，甲基肾上腺素可以在室温下稳定 7 天。因此，即使尿液采集不符合儿茶酚胺检测要求的样本，仍然可以进行甲基肾上腺素分析。

3.常见儿茶酚胺类激素及其代谢物在不同样本来源中的参考范围（表 3-2、表 3-3）

表 3-2　血浆儿茶酚胺及其代谢物参考范围

名称	缩写	参考范围（单位：pg/mL）
肾上腺素	E	立位：< 140；仰卧位：< 110
去甲肾上腺素	NE	立位：200~1700；仰卧位：70~750
多巴胺	DA	< 30（不受体位变化影响）
甲氧基肾上腺素	MN	仰卧位：< 116.8（本实验室自建）
甲氧基去甲肾上腺素	NMN	仰卧位：< 197.9（本实验室自建）
3- 甲氧基酪胺	3-MT	仰卧位：< 21.3（本实验室自建）

来自梅奥临床实验室数据 https://www.mayocliniclabs.com/test-catalog/overview/8532# Clinical-and-Interpretive。

表 3-3　24 小时尿儿茶酚胺及其代谢物参考范围

名称	缩写	年龄（岁）	性别	参考范围（μg/24 h）
去甲肾上腺素	NE	<1		<11
		1		1~17
		2~3	男 / 女	4~29
		4~6		8~45
		7~9		13~65
		≥10		15~80
肾上腺素	E	<1		<2.6
		1		<3.6
		2~3	男 / 女	<6.1
		4~9		0.2~10
		10~15		0.5~20
		≥16		<21
多巴胺	DA	<1		<86
		1		10~140
		2~3	男 / 女	40~260
		≥4		65~400

（续表）

名称	缩写	年龄（岁）	性别	参考范围（μg/24 h）
甲氧基去甲肾上腺素	NMN	3~8	男	34~169
		9~12		84~422
		13~17		91~456
		18~29		103~309
		30~39		111~419
		40~49		119~451
		50~59		128~484
		60~69		138~521
		≥70		148~560
		3~8	女	29~145
		9~12		55~277
		13~17		57~286
		18~29		103~390
		30~39		111~419
		40~49		119~451
		50~59		128~484
		60~69		138~521
		≥70		148~560
甲氧基肾上腺素	MN	3~8	男	29~92
		9~12		59~188
		13~17		69~221
		≥18		44~261
		3~8	女	18~144
		9~12		43~122
		13~17		33~185
		≥18		30~180
3-甲氧基酪胺	3-MT	/	男	≤306
		/	女	≤242
香草扁桃酸	VMA	≥15	男/女	<8000
高香草酸	HVA	≥15	男/女	<8000

来自梅奥临床实验室数据 https://www.mayocliniclabs.com/test-catalog/overview/9276#Clinical-and-Interpretive; https://www.mayocliniclabs.com/test-catalog/overview/83006#Clinical-and-Interpretive。

3-MT 来自 https://www.mayocliniclabs.com/test-catalog/overview/65157#Clinical-and-Interpretive.

VMA 和 HVA 来自 https://www.mayocliniclabs.com/test-catalog/overview/9454#Clinical-and-Interpretive.

第三节 类固醇激素检测

一、类固醇激素概述

内源性类固醇激素在人体内主要由胆固醇（来源于食物或自身合成）经一系列酶催化代谢产生。根据功能性质，一般将类固醇激素主要分为肾上腺皮质激素和性激素两大类；按照化学结构，类固醇激素可分为 C19 类固醇激素（雄激素和雌激素）和 C21 类固醇激素（肾上腺皮质激素）；按照生理功能进一步细分，肾上腺皮质激素分为盐皮质激素和糖皮质激素，性激素分为雌激素和雄激素。雌激素包括雌酮、雌二醇和雌三醇；雄激素主要包括脱氢表雄酮、雄烯二酮、睾酮、双氢睾酮和硫酸脱氢表雄酮。类固醇激素的合成通常在肾上腺皮质、性腺（睾丸和卵巢）、大脑、胎盘和脂肪组织中进行。其合成过程中主要涉及两类酶：细胞色素 P450 酶（CYP）和羟基类固醇脱氢酶（HSD）。细胞色素 P450 酶（CYP）催化类固醇激素的羟基化、脱氢、断链等反应；羟基类固醇脱氢酶（HSD）催化类固醇激素的 A 环和 B 环酮基的还原和氧化。

类固醇激素的合成受下丘脑 – 垂体 – 性腺 / 肾上腺轴的调控，通过与细胞内受体结合，发挥生物学效应。胆固醇与脂蛋白（主要为 LDL 和 HDL）结合，进入细胞后被装载到线粒体外膜（OMM）。当促肾上腺皮质激素（ACTH）从垂体释放并与其肾上腺细胞上的黑素皮质素 2 型受体（MC2R）结合时，激活细胞内的信号转导通路，导致 cAMP 水平升高。cAMP 激活 PKA，PKA 磷酸化 StAR 蛋白，使其活性增强。StAR 蛋白将细胞质中的胆固醇转运到线粒体内膜（IMM）。胆固醇在位于线粒体内膜的胆固醇侧链裂解酶（CYP11A 或 P450ssc）的催化下，侧链发生断裂，经过一系列反应，最终生成孕烯醇酮（pregnenolone）。孕烯醇酮在 3β – 羟脱氢酶（3β–HSD）催化下生成孕酮（progesterone），也称为黄体酮，是许多激素的共同前体。孕酮在细胞色素 P450 酶（CYP）的催化下，可经由 21 位羟基化或 17 位羟基化代谢。21 位羟基化途径进入盐皮质激素系列，最终生成醛固酮，调节水和电解质平衡；17 位羟基化途径生成糖皮质激素，调节糖代谢、蛋白质合成和免疫功能。糖皮质激素侧链裂解可生成雄激素，雄激素在芳香化酶的作用下 A 环芳构化生成雌激素。类固醇激素在代谢、免疫功能、水和电解质平衡、性征发育、应激反应和生殖等关键生理过程中发挥调控作用。

1. 糖皮质激素

糖皮质激素是一类由肾上腺皮质束状带分泌的 21 个碳甾体激素，主要包括 17α-羟孕烯醇酮、17α-羟孕酮、11-脱氧皮质醇、皮质醇和可的松（图 3-3）。它们主要影响糖代谢、脂肪和蛋白质代谢。糖皮质激素具有强烈的抗炎和免疫抑制作用。糖皮质激素通过抑制巨噬细胞和树突状细胞产生炎症细胞因子以及 NK 细胞产生 IFN-γ，从而抑制天然免疫；通过诱导 T 细胞中 IL-7R 和 CXCR4 的表达以及 T 细胞在淋巴器官中的聚集来增强免疫反应。因此，糖皮质激素能够抑制先天免疫，但增强适应性免疫。

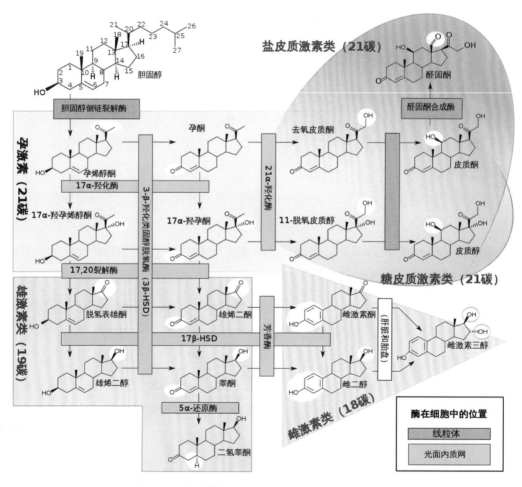

图 3-3　类固醇激素的合成图（来自 Wikipedia）

2. 盐皮质激素

盐皮质激素由肾上腺皮质球状带细胞分泌，主要包括孕烯醇酮、孕酮、去氧皮质酮、皮质酮和醛固酮。其中，醛固酮是主要的盐皮质激素，影响人体盐代谢，调节血液中电解质（K^+、Na^+、Ca^{2+} 和 Cl^-）浓度，促进肾小管对 Na^+ 的重吸收和 K^+ 的排泄，并相应的增加对 Cl^- 和 H_2O 的重吸收，维持血压和体液平衡。

3. 雄激素

雄激素主要包括脱氢表雄酮、雄烯二酮、睾酮、双氢睾酮和硫酸脱氢表雄酮。睾丸间质细胞分泌的雄激素主要是睾酮（testosterone, T），它是体内最重要的雄激素。其主要代谢产物雄酮（androsterone）以及肾上腺分泌的脱氢表雄酮（dehydroepiandosterone, DHEA）和雄烯二酮（androstenedione, A_4）都属于雄激素，但它们的活性比睾酮低得多。骨骼是雄激素的靶器官，雄激素既影响骨骼的成熟，也影响成熟骨骼的稳态。雄激素缺乏与男性过早骨质流失和骨质疏松症发病率升高有关。雄激素抑制 ILC2 的稳态和激活，以及 Th2 和 Th17 细胞的分化，并增强调节性 T 细胞（Tregs）的抑制功能，从而缓解过敏性气道炎症。

4. 雌激素

雌激素是一类由女性卵巢主要分泌的类固醇激素，包括雌二醇（estradiol）、雌酮（estrone）和雌三醇（estriol）。其中，雌二醇是雌激素中最具活性和含量最高的，雌酮是雌二醇的代谢产物，具有较弱的雌激素作用，而雌三醇在妊娠期间产生，主要用于保护胎儿。这三种雌激素可以在体内相互转化，根据生理需求对雌激素活性进行微调。

二、类固醇激素在疾病中的检测意义

类固醇激素在人体内各种酶的催化下会相互代谢，不断产生或消耗，从而维持在一个动态的平衡状态。一些肾上腺和内分泌疾病都可以通过类固醇激素的检测来区分诊断。

1. 先天性肾上腺皮质增生症

先天性肾上腺皮质增生症（congenital adrenal hyperplasia, CAH）由肾上腺皮质类固醇合成通路各阶段各类催化酶的缺陷，引起以皮质类固醇合成障碍为主的常染色体隐性遗传性疾病。常见的 CAH 分别由 21- 羟化酶（21-hydroxylase deficiency, 21-OHD）、11β- 羟化酶（11β-OHD）、17α- 羟化酶（17-OHD）、3β- 类固醇脱氢酶等缺陷引起。

（1）21- 羟化酶缺陷症：在 CAH 中最常见，占 95% 以上。本症有发生致命的肾上腺失盐危象风险，高雄激素血症致生长和性腺轴紊乱。21-OHD 活性降低，导致皮质醇和醛固酮合成受损，皮质醇低下，经负反馈使 ACTH 分泌增加，刺激肾上腺皮质细胞增生，以期增加皮质醇合成；但酶缺陷使皮质醇依然低下。因雄激素合成通路无缺陷，在高 ACTH 刺激下，堆积的 17-OHP 和孕酮向雄激素转化增多，产生了旁路代谢亢进的特征性后果—高雄激素血症。雄激素升高的显著程度依次为雄烯二酮、睾酮和 DHEA。21- 羟化酶缺陷症的诊断具体参照《先天性肾上腺皮质增生症 21- 羟化酶缺陷诊治共识》。

（2）17α- 羟化酶缺陷症：由于 CYP17A1 基因突变所致的罕见 CAH，该病早期无典型的临床表现，患者常以高血压、低钾血症及性发育异常就诊，88% 的患者直至青春期才被确诊，临床上漏诊率和误诊率高。CYP17A1 基因编码的细胞色素 P450C17 酶负责催化肾上腺类固醇激素的合成，同时具有 17α- 羟化酶和 17,20 裂解酶活性：其中 17α- 羟化酶催化孕烯醇酮转化为 17α- 羟孕烯醇酮，孕酮转化为 17α- 羟孕酮，17,20 裂解酶催化 17α- 羟孕烯醇酮和 17α- 羟孕酮的 17,20 键断裂，生成性激素前体即脱氢表雄酮和雄烯二酮。17-OHD 患者因 CYP17A1 基因突变导致部分或全部 P450C17 酶活性丧失，引起皮质醇和性激素合成障碍。进而反馈性地刺激下丘脑和垂体分泌大量的 ACTH、卵泡刺激素（FSH）、黄体生成素（LH），引起肾上腺皮质增生并通过非 17α- 羟基化途径刺激 11- 去氧皮质酮（11-deoxycorticosterne, DOC）的过量产生。其作为醛固酮的前体物质具有强大的盐皮质激素活性，使得机体出现高血压、低钾血症、血浆肾素活性抑制，17,20- 裂解酶活性的丧失会阻止性类固醇的合成，导致性幼稚。17- 羟化酶缺陷症的诊断具体参照中华医学会第十一次全国内分泌学学术会议确定的诊断标准《17α- 羟化酶缺陷症的临床研究进展》。

（3）11β- 羟化酶缺陷症（11β-OHD）：是一类由 CYP11B1 基因突变引起的常染色体隐性遗传病，占 CAH 的 0.2% ~ 8.0%。11β- 羟化酶是 11- 去氧皮质醇及 DOC 分别转化为皮质醇及皮质酮的关键酶。11β- 羟化酶缺乏导致皮质醇合成受阻，低水平的皮质醇激活下丘脑 - 垂体 - 肾上腺轴，反馈性引起 ACTH 增高，从而导致肾上腺皮质增生。高水平的 DOC 及 11- 去氧皮质醇是该病的特异性标志。另外 DOC 具有弱的盐皮质激素作用，过量会导致水钠潴留从而引起高血压，而且 DOC 累积可抑制肾素 – 血管紧张素 – 醛固酮系统，导致肾素和醛固酮水平下降。

2. 库欣综合征

库欣综合征（Cushing's syndrome, CS）又称皮质醇增多症，是由于多种病因引起肾上腺皮质长期分泌过量皮质醇所产生的一组症候群，也称为内源性库欣综合征。库欣综合征临床表现谱很广，常见的典型症状和体征包括向心性肥胖、紫纹、多血质、糖耐量受损等。

《库欣综合征专家共识》（2011 版）推荐对以下人群进行库欣综合征的筛查：①年轻患者出现骨质疏松、高血压等与年龄不相称的临床表现。②具有库欣综合征的临床表现，且进行性加重，特别是有典型症状如肌病、多血质、紫纹、瘀斑和皮肤变薄的患者。③体重增加而身高百分位下降、生长停滞的肥胖儿童。④肾上腺意外瘤患者。对高度怀疑库欣综合征的患者，应同时进行下述至少两项试验：24 h 尿游离皮质醇和血清皮质醇昼夜节律检测。游离皮质醇具有生物活性，占总皮质醇的 1%～3%，游离的皮质醇能从肾小球滤过，从尿中排出。测定尿皮质醇可排除皮质激素传递蛋白（corticosteroid–binding globulin, CBG）变化的影响，反映血浆游离皮质醇水平。当初步检查结果异常时，则应进行 1 mg 过夜地塞米松抑制试验（dexamethasone suppression test, DST）或经典小剂量 DST 来进行确诊。

3. 多囊卵巢综合征

多囊卵巢综合征（polycystic ovary syndrome, PCOS）是由遗传和环境因素共同导致的常见内分泌代谢疾病。PCOS 常见的临床表现为月经异常、不孕、高雄激素血症、卵巢多囊样表现等，可伴有肥胖、胰岛素抵抗、血脂紊乱等代谢异常。需要注意的是，PCOS 的诊断非常强调与其他高雄激素血症或引起相关临床表现的疾病进行鉴别。雄激素代谢通路相关激素主要有睾酮（testosterone, T）、雄烯二酮（androstenedione, A4）、脱氢表雄酮（dehydroepiandrosterone, DHEA）/ 硫酸脱氢表雄酮（dehydroepiandrosterone sulfate, DHEA–S）、双氢睾酮（dihydrotestosterone, DHT）和 17- 羟孕酮（17–hydroxyprogesterone, 17–OHP）。女性雄激素主要来源于卵巢和肾上腺，因此国内外指南推荐对疑似 PCOS，还要与库欣综合征、先天性肾上腺皮质增生症（CAH）、卵巢或肾上腺分泌雄激素的肿瘤进行鉴别诊断，因为这些疾病同样会有高雄激素血症或高雄激素临床表现，容易被误诊为 PCOS。PCOS 患者血浆总睾酮（TT）正常或轻度升高，一般不超过正常范围上限的 2 倍，可伴有雄烯二酮升高，DHEA-S 轻度升高或正常，DHEA-S 是 DHEA 的硫酸化形式，是肾上腺来源雄激素的主要标志物，当 DHEA-S 水平超过 8 mg/L（800 μg/dL）时，提示存在肾上腺肿瘤可能。17-OHP 是盐皮质激素和雄性激素的前体，常用于 PCOS 与非经典型 CAH 的鉴别诊断。CAH 以肾上腺源性的雄激素轻度升高为主，鉴别主要依赖基础状态下及 ACTH 兴奋后的 17-OHP 的测定。皮质醇用于高雄激素血症或高雄激素临床表现患者库欣综合征的鉴别诊断，多囊卵巢综合征的诊断具体参照《多囊卵巢综合征诊治路径专家共识》。

三、类固醇激素临床质谱的应用

1. 类固醇激素的结构

类固醇激素（steroid hormones, SHs），又称甾体激素，甾体激素的基本骨架由四个以不同方式连接的环组成，称为甾烷。雄甾烷和孕甾烷的 A 环大多具有 4- 烯 -3- 酮结构。雌甾烷的 A 环为芳香结构，C-3 位上有酚羟基，C-17 位上有羟基和酮基。目前临床上采用的免疫分析法检测类固醇激素，其缺点是一个免疫反应只能检测一种类固醇激素且特异性差，容易出现交叉反应；很多激素没有特异的免疫反应可以用来检测；检测灵敏度和特异性也不都令人满意。GC-MS 法特异性好，可同时检测多种类固醇激素，但样品的提取、纯化和衍生步骤比较繁琐，使其在临床广泛开展难度很大。LC-MS/MS 分析法具有高灵敏度和高特异性的特点，并且可以一次进样同时定量检测多种类固醇激素。

类固醇代谢通路中 SHs 经酶转化代谢主要分为四类：孕激素、皮质激素、雄激素和雌激素。包括雄激素（脱氢表雄酮 -DHEA、雄烯二酮 -A4、雄烯二醇 -AD-L、睾酮 -T、双氢睾酮 -DHT）、雌激素（雌酮 -E1、雌二醇 -E2、雌三醇 -E3）、孕激素（孕烯醇酮 -Pr、孕酮 -P、17- 羟基孕烯醇酮 -17OHPr、17- 羟基孕酮 -17OHP）、皮质激素（去氧皮质酮 -DOC、11- 脱氧皮质醇 -11-DC、21- 脱氧皮质醇 -21-DC、皮质酮 -CORT、皮质醇 -F、可的松 -E、醛固酮 -ALD）。类固醇激素结构为：C-7 ~ C-8 间双键，C-6 酮基，2β、3β、14α 羟基和侧链上 C-22 和 C-25 羟基。

类固醇激素及其代谢物种类繁多，存在相似的骨架结构，差异主要来自其他官能团和立体异构体的存在，比如基团间的相对位置（α 或 β 位），这些结构上微小的差异给分析检测带来了巨大的挑战。雌激素含有不同数量的羟基，容易形成负离子，在负离子模式下检测；除去雌激素，其他类的激素母核结构相同，各分析物的取代基团和位置也有相似之处，在正离子检测模式下检测。共有4对同分异构体，分别是T与DHEA、11-DC与CORT、17OHP与DOC、DHT与AD-L，有着相同的分子量，且结构类似，其中17OHP与DOC通过液相色谱条件来分离，如C18柱，另外三对同分异构体皆为同一类别的化合物，色谱条件的改变对化合物的分离无明显的变化，通过MRM模式下的不同离子通道对两个化合物进行区别。需要衍生化时，采用固相萃取法（SPE），其中对于雄激素和孕激素，衍生化反应一般针对羰基或环上醇羟基设计，包括羟胺类反应、吉拉尔特试剂类反应、酰氯类反应等，用相应的洗脱液；对于雌激素，相关衍生化反应一般针对其酚羟基设计，例如丹磺酰氯类反应。此外可以利用甲氧胺和丹磺酰氯平行衍生化羰基和酚羟基，最终实现对包括雌激素、雄激素、孕激素、皮质激素等激素的同时检测。由于类固醇激素化合物Log P值通常大于2，所以其极性较弱、电离较为困难、灵敏度不高，因此常在流动相中加入少量的氨水和甲酸提高灵敏度。对于雌二醇、孕烯醇酮等非极性的化合物，可能需要一些特殊的添加剂，如氟化铵、碳酸氢铵、醋酸铵和氯化铵，这些添加剂能够很好地与待测物羟基上的H结合，从而形成二聚体混合物。少量甲酸提高雄激素和孕激素的灵敏度，甲酸一般能较好地促进正离子模式下类固醇激素的电离作用。

2. 样本采集和保存注意事项

样本采集后应尽快将血清或血浆从全血中分离出来，并在分析之前将其冷冻。类固醇激素在血清或者血浆中比较稳定。

血清睾酮的水平与年龄、体重指数和疾病（例如肥胖、糖尿病和代谢综合征）等多种因素相关。血清总睾酮约每十年下降1 nM；肥胖与血清总睾酮水平下降相关；男性衰老与雄激素和促雄激素分泌减少有关，老年男性群体表现出慢性病的高患病率，并伴随睾酮水平下降。性类固醇与年龄相关的变化可能是由于伴随衰老而积累的合并症，而不是衰老本身。类固醇前体和皮质类固醇随着年龄的增长而急剧下降。此外，肥胖、内脏脂肪、胰岛素抵抗、血脂异常、高血压和下丘脑-垂体-性腺（HPG）轴之间存在相互的负面影响，主要导致雄激素水平低和雌激素水平高。

因此，需根据性别、年龄和病理状况，如超重/肥胖和相关代谢变化，完善参考区间。血液采样标准化差是另一个问题，因为一天中的时间、营养状况和静脉穿刺压力在很大程度上影响了类固醇的分泌。

3. 常见类固醇激素在不同样本来源中的参考范围（表 3-4、表 3-5）

表 3-4　24 小时尿液游离皮质醇和可的松参考范围

名称	年龄（岁）	参考范围（μg/24 h）
皮质醇	3~8	1.4~20
	9~12	2.6~37
	13~17	4.0~56
	≥18	3.5~45
可的松	3~8	5.5~41
	9~12	9.9~73
	13~17	15~108
	≥18	17~129

来自梅奥临床实验室数据 https://www.mayocliniclabs.com/test-catalog/overview/82948# Clinical-and-Interpretive。

表 3-5　血清类固醇激素参考范围

名称	年龄（岁）	性别	参考范围
睾酮	10~11	男	7~130（ng/dL）
	12~13		7~800（ng/dL）
	14		7~1200 (ng/dL)
	15~16		100~1200 (ng/dL)
	17~18		300~1200 (ng/dL)
	≥19		240~950 (ng/dL)
	10~11	女	7~44 (ng/dL)
	12~16		7~75 (ng/dL)
	17~18		20~75 (ng/dL)
	≥19		8~60 (ng/dL)
雄烯二酮	<9.8	男	<51 (ng/dL)
	9.8~14.5		31~65 (ng/dL)
	10.7~15.4		50~100 (ng/dL)
	11.8~16.2		48~140 (ng/dL)
	12.8~17.3		65~210 (ng/dL)
	成年	女	40~150 (ng/dL)
	<9.2		51（ng/dL）

（续表）

名称	年龄（岁）	性别	参考范围
雄烯二酮	9.2~13.7	女	42~100（ng/dL）
	10.0~14.4		80~190（ng/dL）
	10.7~15.6		77~225（ng/dL）
	11.8~18.6		80~240（ng/dL）
	成年		30~200（ng/dL）
17-羟孕酮	青春期前	男	<110（ng/dL）
	成年		<220（ng/dL）
	青春期前	女	<100（ng/dL）
	成年		卵泡期：<80(ng/dL)
			黄体期：<285(ng/dL)
			绝经后：<51(ng/dL)
脱氢表雄酮	2~5	/	<2.3(ng/mL)
	6~10		<3.4(ng/mL)
	11~14		<5.0(ng/mL)
	15~18		<6.6(ng/mL)
	19~30		<13(ng/mL)
	31~40		<10(ng/mL)
	41~50		<8.0(ng/mL)
	51~60		<6.0(ng/mL)
	≥61		<5.0 (ng/mL)
硫酸脱氢表雄酮	11.5	男	14~323（μg/dL）
	13.6		5.5~312（μg/dL）
	15.1		29~412（μg/dL）
	18.0		104~468（μg/dL）
	18~30		105~728（μg/dL）
	31~40		57~522（μg/dL）
	41~50		34~395（μg/dL）
	51~60		20~299（μg/dL）
	61~70		12~227（μg/dL）
	≥71		6.6~162（μg/dL）
	10.5	女	22~184(μg/dL)
	11.6		11~296(μg/dL)
	12.3		17~343(μg/dL)

（续表）

名称	年龄（岁）	性别	参考范围
硫酸脱氢表雄酮	14.5	女	57~395(μg/dL)
	18~30		83~377(μg/dL)
	31~40		45~295(μg/dL)
	41~50		27~240(μg/dL)
	51~60		16~195(μg/dL)
	61~70		9.7~159(μg/dL)
	≥71		5.3~124(μg/dL)
双氢睾酮	7.1	男	≤50(pg/mL)
	12.1		≤200（pg/mL）
	13.6		80~330（pg/mL）
	15.1		220~520（pg/mL）
	18		240~650(pg/mL)
	>19		112~955（pg/mL）
	7.1	女	≤50(pg/mL)
	10.5		≤300(pg/mL)
	12.3		≤300(pg/mL)
	14.5		≤300(pg/mL)
	20~55		≤300(pg/mL)
	>55		≤128(pg/mL)
孕烯醇酮	7~9	男	<206(ng/dL)
	10~12		<152(ng/dL)
	13~15		18~197(ng/dL)
	16~17		17~228(ng/dL)
	≥18		33~248(ng/dL)
	7~9	女	<151(ng/dL)
	10~12		19~220(ng/dL)
	13~15		22~210(ng/dL)
	16~17		22~229(ng/dL)
	≥18		33~248(ng/dL)

（续表）

名称	年龄（岁）	性别	参考范围
孕酮	1~9	男	≤0.35(ng/mL)
	≥18		<0.20(ng/mL)
	1~9	女	≤0.35(ng/mL)
	≥18		卵泡期：≤0.89(ng/mL)
			排卵期：≤12(ng/mL)
			黄体期：1.8~24(ng/mL)
			绝经期≤0.2(ng/mL)
雌二醇	成年	男	10~40(pg/mL)
	成年	女	绝经前：15~350(pg/mL)
			绝经后：<10(pg/mL)
雌酮	成年	男	10~60(pg/mL)
	成年	女	绝经前：17~200(pg/mL)
	成年		绝经后：7~40(pg/mL)
雌三醇	/	男	<0.07(ng/mL)
	/	女	<0.08(ng/mL)
皮质醇	/	/	上午：5 ~ 25(μg/dL) 下午：2 ~ 14(μg/dL)
皮质酮	≤18	/	18 ~ 1970(μg/dL)
	>18	/	53 ~ 1560(μg/dL)
21- 去氧皮质醇	/	/	<5(ng/dL)
11- 去氧皮质酮	≤18		<30(ng/dL)
	>18		<10(ng/dL)

来自梅奥临床实验室数据 https://www.mayocliniclabs.com/test-catalog。

第四节　氨基酸检测

氨基酸（amino acids）是构成蛋白质的基本组成单元，是生命体内的重要有机分子。其分子结构包含氨基基团（NH_2）、羧基（COOH）、氢原子和一个特定的侧链，称为 R 基。氨基酸通过蛋白质合成过程中的肽键连接起来，形成多肽链或蛋白质。人体共有 20 种常见氨基酸，它们的侧链结构各异，赋予蛋白质不同的性质和功能。

20 种氨基酸可以分为两类：必需氨基酸和非必需氨基酸。必需氨基酸是人体无法自行合成，必须通过饮食摄入；而非必需氨基酸是人体可以自身合成的。

　　氨基酸在生物体内发挥多种重要作用。①它们是蛋白质合成的基本组成单元，参与构建细胞、组织和器官，维持身体结构和功能的正常运作。②氨基酸参与调节新陈代谢过程，提供能量和支持生命活动。部分氨基酸还可用于合成生物体内的各种生物活性物质，如激素、酶和神经递质。除此以外，氨基酸还在许多生物学过程中发挥信号传导、免疫调节和抗氧化等重要功能。

一、氨基酸的分子结构及特点

　　根据人体是否能自身合成分为必需氨基酸和非必需氨基酸。必需氨基酸人体无法自身合成，必须通过饮食获取，包括异亮氨酸、亮氨酸、赖氨酸等；非必需氨基酸人体可以通过代谢途径自身合成，包括丝氨酸、谷氨酸、天冬氨酸等。

　　根据碳原子链的结构分为脂肪族氨基酸和芳香族氨基酸。脂肪族氨基酸侧链为碳原子链，如丙氨酸、异亮氨酸等；芳香族氨基酸侧链中包含芳香环结构，如酪氨酸、苯丙氨酸等。

　　根据合成代谢途径分为糖原氨基酸和酮原性氨基酸。糖原性氨基酸包括谷氨酸、谷氨酰胺、脯氨酸、精氨酸、组氨酸、甘氨酸、丝氨酸、赖氨酸和天冬氨酸等。酮原性氨基酸包括亮氨酸、异亮氨酸、苯丙氨酸、色氨酸和酪氨酸。既是糖原性又是酮原性的氨基酸有苯丙氨酸、异亮氨酸、苏氨酸、酪氨酸和色氨酸。

二、质谱技术在氨基酸检测的应用

　　目前，氨基酸检测技术繁多，1958 年，Spackman 和 Moore 首次开发了一种采用阳离子交换色谱和柱后茚三酮衍生法相结合的氨基酸自动化分析方法。这一方法大大推进了蛋白质研究和分析化学领域的发展。其后，出现了很多氨基酸分析方法，大多采用分离后检测的方法，现有分离方法包括毛细管电泳、气相色谱、液相色谱等；检测采用荧光、紫外、质谱等检测器。

　　氨基酸的氨基基团和羧基基团可以与水发生离子化反应，氨基酸在水溶液中呈现电解质的性质；侧链的结构和性质决定了氨基酸的各种特性。根据侧链的化学性质分为极性氨基酸和非极性氨基酸，极性氨基酸的侧链包含极性官能团，与水相互作用较强，包括丝氨酸、谷氨酸、天冬氨酸等；非极性氨基酸则具有非极性的侧链，如甲硫氨酸、异亮氨酸等。带电氨基酸：包括带正电的赖氨酸、精氨酸和带负电的天冬氨酸、谷氨酸。

由于氨基酸类物质含有氨基和羧基两种官能团，是极性较强的化合物，在反相C18 色谱柱上难以得到良好保留，改善保留通常使用衍生化试剂在柱前或柱后对氨基酸进行衍生。从最初的茚三酮比色分析方法，到使用邻苯二甲醛（OPA）、氯甲酸芴甲酯（FMOC-Cl）、丹磺酰氯（Dansyl-Cl）、6- 氨基喹啉 -N- 羟基琥珀酰亚胺基氨基甲酸酯（AQC）、异硫氰酸苯酯（PITC）等试剂进行衍生的方法，均能很好地改善氨基酸在液相分析中保留。但衍生试剂对衍生环境条件及氨基酸结构均有一定要求，如 OPA 只能衍生一级氨基酸，Dansyl-Cl、PITC 衍生速度慢操作方法繁琐，相对重现性较差。并且对于生物样品分析来说，衍生化试剂的引入会使反应体系复杂化，增加解析的难度。

目前，除衍生化方法外，还可在流动相中添加七氟丁酸、九氟戊酸等挥发性离子对试剂改善氨基酸的色谱保留行为，但该方法需要对离子对试剂的加入量进行优化调整，否则会影响质谱离子源的离子化。此外，通过选择合适的色谱柱达到改善氨基酸保留的目的，如使用亲水性相互作用（HILIC）柱可实现极性氨基酸良好保留，在 HILIC 分离中，固定相是极性的，初始流动相是非极性的，并且分析物大致按照亲水性从弱到强的顺序洗脱，与反相分离相反，解决了分析极性化合物时遇到的难以保留的问题。由于 HILIC 流动相有机相比例很高，所以对于质谱检测器来说，可以确保高效去溶剂化，大大提高化合物的分析灵敏度，同时较高的有机相比例组成也会带来更低的色谱柱压力，在这个基础上选择直径或粒径更小的色谱柱来改善色谱分离，不用担心色谱系统背压过高的情况。

在样本处理上以蛋白沉淀法为前处理方法，在样本中加入同位素内标物后用蛋白沉淀剂将氨基酸从血清样本提取，无须衍生，提取液经稀释后用液相色谱串联质谱仪检测，可降低基质效应和干扰。

在 ESI 正离子模式下，流动相中加入少量易挥发的甲酸，一般能提高离子化效率，提高离子信号强度。以添加甲酸的乙腈和水为流动相，采用梯度洗脱的方式实现氨基酸的色谱分离，保证每个氨基酸都有很好的信号，同分异构体能达到基线分离。

许多氨基酸的侧链不含能吸收紫外光的官能团，例如蛋氨酸、丝氨酸、苏氨酸和缬氨酸等，由于它们的紫外吸收能力较弱，因此在紫外检测器（UV）上往往难以获得高灵敏度的响应。质谱技术通过观察特征离子的质谱图并测量其离子峰强度，利用被测物质在质谱中被离子化的特定质荷比，可以获得待测化合物的相对分子质量和分子式。在电喷雾源（ESI）正离子模式下，氨基酸因易于离子化而能够得到很好的响应。即使未能实现基线分离，也可以通过不同的质荷比进行定量分析，因为质谱检测的信号是质荷比（m/z）。

典型的氨基酸质谱图通常具有一个主峰（图3-4），其质荷比等于氨基酸的相对分子质量，同时还可以检测到氨基酸的碎片离子（表3-6）。通过测量主峰的质荷比，可以确定氨基酸的相对分子质量；而通过测量碎片离子峰的质荷比和强度，可以得到氨基酸的分子式。因此，液相色谱串联质谱方法是分离和检测氨基酸的有效手段。

表3-6 23种氨基酸的质谱参数

名称	母离子 (m/z)	子离子 (m/z)	RF Lens(V)	CE(V)
赖氨酸 Lys	147.088	84.095	56	14
色氨酸 Trp	205.088	146	63	25
苯丙氨酸 Phe	166.038	103.083	60	40
甲硫氨酸（蛋氨酸）Met	150.05	56.25	54	18
苏氨酸 Thr	120.088	56.25	48	20
亮氨酸 Leu	132.088	86.167	51	20
异亮氨酸 Ile	132.088	86.167	50	20
缬氨酸 Val	118.088	72.179	46	23
甘氨酸 Gly	76.162	30.5	37	10.23
丙氨酸 Ala	90.125	44.333	38	19
酪氨酸 Tyr	182.038	136	62	22
丝氨酸 Ser	106.088	60.25	43	18
天冬氨酸 Asp	134.038	74.095	48	12.12
天冬酰胺 Asn	133.062	74.167	50	14.66
谷氨酸 Glu	148.038	84.083	55	29
谷氨酰胺 Gln	147.038	130	53	21.5
脯氨酸 Pro	116.088	70.179	55	38
羟基脯氨酸 Hyp	132.088	86.083	59	22
精氨酸 Arg	175.088	70.179	76	21.64
组氨酸 His	156.038	110.083	65	11.36

（续表）

名称	母离子 (m/z)	子离子 (m/z)	RF Lens(V)	CE(V)
鸟氨酸 Orn	133.138	70.238	47	15.8
瓜氨酸 Cit	176.088	159	57	16
牛磺酸 Tau	126.05	108	69	10.23

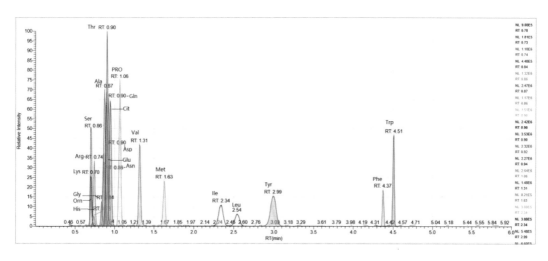

图 3-4　21 种氨基酸提取离子流图（XIC）

三、样本采集和保存注意事项

　　EDTA 抗凝剂可使检测结果偏低，肝素抗凝剂可使检测结果偏高，故临床标本采集不宜使用抗凝血。部分氨基酸的含量随着保存时间的延长而降低，故建议 2 ~ 8℃保存标本存放不超过 5 天；冷冻（-18℃或以下）可保存 30 天。样本检测前避免反复冻融，复溶后的样本应平衡至室温。同位素内标复溶后会逐渐分解或衰减，致使标准降低，检测结果偏高，1 个月左右个别指标变化达 10.0%，建议同位素内标复溶后尽快使用。

四、血浆中氨基酸参考范围（表 3-7）

表 3-7　血浆中氨基酸浓度范围

氨基酸名称	参考范围（浓度单位：μmol/L）		
	< 24 个月	2 ~ 17 岁	≥ 18 岁
赖氨酸 Lys	83~304	61~291	105~335
色氨酸 Trp	12~103	21~114	21~108

（续表）

氨基酸名称	参考范围（浓度单位：μmol/L）		
	＜24个月	2 ～ 17岁	≥18岁
苯丙氨酸 Phe	36~105	38~116	45~106
甲硫氨酸（蛋氨酸）Met	12~57	13~41	13~40
苏氨酸 Thr	49~358	48~205	73~325
亮氨酸 Leu	59~213	51~216	79~217
异亮氨酸 Ile	23~149	26~150	29~153
缬氨酸 Val	94~382	111~367	134~357
甘氨酸 Gly	80~500	80~500	80~500
丙氨酸 Ala	139~474	144~557	200~579
酪氨酸 Tyr	27~188	36~133	36~113
丝氨酸 Ser	59~224	53~166	55~146
天冬氨酸 Asp	＜48	＜17	＜13
天冬酰胺 Asn	18~94	25~80	23~94
谷氨酸 Glu	28~376	16~182	13~148
谷氨酰胺 Gln	356~857	353~790	447~774
脯氨酸 Pro	102~342	99~389	107~383
羟基脯氨酸 Hyp	＜121	＜73	＜38
精氨酸 Arg	28~164	28~156	45~144
组氨酸 His	46~147	56~119	61~120
鸟氨酸 Orn	32~171	32~148	39~154
瓜氨酸 Cit	8~42	12~44	18~57
牛磺酸 Tau	31~354	32~181	21~123

该参考区间来源于美国梅奥诊所 https://www.mayocliniclabs.com/test-catalog/overview/ 9265#Clinical-and-Interpretive。

五、氨基酸在疾病中的检测意义

1. 营养评估和诊疗

正常情况下，人体能够自发调节体内氮平衡，但在某些疾病状态下，如胰腺炎、胃肠道切除术后、库欣综合征、创伤、感染、肾功能障碍、烧伤等会导致负氮平衡。机体正常状态下的不同人群（如儿童、青少年、孕期或哺乳期妇女、老年人群）或不同的疾病状态下对蛋白质的需求也不相同。通过氨基酸检测，可以精准分析体内的营养状况，针对性选择不同配方的营养支持方案。

2. 疾病标志物

（1）氨基酸代谢病：氨基酸代谢病主要是由于氨基酸代谢途径受阻，导致体内相应的氨基酸水平增高或降低，另外其旁路代谢产物有机酸也相应增加。常见的氨基酸代谢病包括苯丙酮尿症、葡萄糖 -6- 磷酸脱氢酶缺乏症、高胱氨酸尿症、枫糖尿病、酪氨酸（Tyr）血症、瓜氨酸（Cit）血症和精氨酸（Arg）血症等，其中高苯丙氨酸血症在氨基酸代谢病中约占 50%。另外，苯丙酮尿症（phenylketonuria, PKU）是比较常见的氨基酸代谢病，病因在于患者肝内缺乏苯丙氨酸羟化酶，使苯丙氨酸不能正常代谢为酪氨酸，大量的苯丙氨酸和苯丙酮酸蓄积于体内，对中枢神经系统造成损害，严重时会导致新生儿智力发育迟滞。目前可采用 LC-MS/MS 技术进行筛查的氨基酸代谢病和相关的主要标志物（表 3-8）。

（2）癌症筛查与辅助诊断：氨基酸代谢谱可以辅助诊断各种肿瘤，具有无创或微创、适合大规模人群筛查的优点，且用于分析的血浆和尿液等体液样本使用量少，容易获得。

（3）辅助诊疗慢病：氨基酸代谢谱可用于预测慢病发生，如糖尿病、高血压、高血脂和代谢综合征等。

（4）氨基酸在免疫调节中也发挥着重要作用：比如谷氨酰胺是免疫细胞的主要能量来源，可以促进免疫细胞的增殖和分化，提高免疫力。谷氨酰胺缺乏会导致免疫力下降，增加感染的风险；精氨酸是免疫细胞产生一氧化氮的重要原料，可以调节免疫细胞的活性，抑制炎症反应。精氨酸缺乏会导致免疫细胞活性增强，增加炎症反应的风险；甘氨酸可以促进免疫细胞的凋亡，清除衰老或受损的免疫细胞。甘氨酸缺乏会导致免疫细胞积累，增加免疫系统紊乱的风险；亮氨酸可以促进免疫细胞的迁移和浸润，增强免疫细胞对感染的抵御能力。亮氨酸缺乏会导致免疫细胞功能下降，增加感染的风险。

表 3-8　可采用 LC-MS/MS 技术筛查的氨基酸代谢病

疾病名称	主要标志物
高苯丙氨酸血症 (hyperphenylalaninemia, HPA)	Phe、Phe/Tyr
枫糖尿病 (maple syrup urine disease, MSUD)	Leu+Ile、Val、Leu/Phe
氨甲酰磷酸合成酶缺乏症 (carbamyl phosphate synthase deficiency, CPS)	Cit

（续表）

疾病名称	主要标志物
鸟氨酸氨甲酰磷酸转移酶缺乏症（ornithine transcarbamylase deficiency, OTCD）	Cit
瓜氨酸血症Ⅰ型（citrullinemia typeⅠ, CITⅠ）	Cit、Cit/Arg
瓜氨酸血症Ⅱ型（希特林蛋白缺乏症）[citrullinemia typeⅡ（citrin deficiency）, CITⅡ]	Cit、Cit/Arg
精氨酰琥珀酸尿症（argininosuccinic aciduira, ASA）	Cit
精氨酸血症（arginemia, ARG）	Arg
高鸟氨血症、高氨血症、同型瓜氨酸尿症综合征（hyperornithinemia, hyperammonemia, homocitrullinuria syndrome, HHH）	Orn、Cit
高鸟氨酸血症（hyperornithinemia, ORN）	Orn
同型半胱氨酸尿症（homocystinuria, HCY）	Met、Met/Phe
高甲硫氨酸血症（hypermethioninemia, MET）	Met、Met/Phe
酪氨酸血症Ⅰ型（tyrosinemia typeⅠ, TYRⅠ）	Tyr、SUAC、Tyr/Cit
酪氨酸血症Ⅱ型（tyrosinemia typeⅡ, TYRⅡ）	Tyr、Tyr/Cit
酪氨酸血症Ⅲ型（tyrosinemia typeⅢ, TYRⅢ）	Tyr、Tyr/Cit
非酮性高甘氨酸血症（nonketotic hyperglycinemia, NKHG）	Gly
高脯氨酸血症（hyperprolinuria, PRO）	Pro
5-羟脯氨酸血症（5-oxprolinuria(pyroglutamic aciduria), 5-OPRO）	Leu+Ile+Pro-OH

第五节　胆汁酸检测

胆汁酸是胆汁的重要成分，主要存在于肠肝循环系统，在脂肪代谢中起着重要作用。胆汁酸谱（bile acid profiles, BAP）是一类胆烷酸的总称，胆汁酸谱的主要成分在本质上是相互联系的，受到肝脏和肠道驱动机制的负反馈调节。胆汁酸的生理作用包括脂类乳化和脂溶性维生素吸收、调节胆固醇的动态平衡、肠道菌群塑造及抑菌，也是多种内分泌和旁分泌功能的信号分子。在摄入食物后，胆汁酸随着胆汁流入十二指肠，促进肠道脂质乳化吸收，在回肠末端主动运输和被动吸收，通过门静脉回到肝脏，这一过程称为胆汁酸的肠肝循环。胆汁酸异常涉及肝胆疾病、胃肠疾病、代谢异常疾病、心血管疾病以及神经系统疾病等。对负责胆汁酸生物合成和肠肝循环的酶、转运蛋白和调节因素的研究，提升了对胆汁形成和分泌的遗传性和获得性疾病的理解。

一、胆汁酸的分类

胆汁酸谱按结构可分为游离胆汁酸（free bile acid）和结合胆汁酸（conjugated bile acid）。游离胆汁酸主要有胆酸（CA）、脱氧胆酸（DCA）、石胆酸（LCA）、鹅脱氧胆酸（CDCA）、熊脱氧胆酸（UDCA）；结合胆汁酸也称为共轭胆汁酸，是由游离型胆汁酸与牛磺酸或甘氨酸结合而形成的。胆汁酸按来源可分初级胆汁酸（primary bile acid）和次级胆汁酸（secondary bile acid），初级胆汁酸是肝细胞以胆固醇为原料直接合成的胆汁酸，包括 CA、CDCA 及相应结合型胆酸；次级胆汁酸是在肠道中产生的，通过细菌酶的催化作用，将初级胆汁酸的 7α - 羟基脱去而生成。次级胆汁酸包括 DCA 和 LCA。胆汁酸按疏水性和亲水性分为强亲水性胆汁酸（包括 UDCA 和 TUDCA）和强疏水性胆汁酸（包括 DCA、CDCA、GCDCA 和 LCA）。亲水性胆汁酸可促进内源性胆汁酸的代谢，提高胆汁中胆汁酸和磷脂的含量，改变胆盐成分，减轻疏水性胆汁酸的毒性，起到保护肝细胞膜和利胆作用。疏水性胆汁酸在消化中起着重要作用，疏水性胆汁酸与脂质高度亲和，溶解破坏细胞膜和线粒体膜结构，致使细胞凋亡或死亡，加重肝脏损伤。

二、胆汁酸的结构特点与检测

（1）胆汁酸的结构是 24 碳类甾醇，含四个环的甾体母核和许多羟基分子，当所有羟基都在同一侧时，其极性最大。胆汁酸分子既具有亲水性又具有疏水性，疏水性是由胆汁酸分子在 C18 和 C19 位的甲基决定的，亲水性是由分子平面下 C3、C7、C12 位的羟基决定的。因此，具有 α 羟基的胆酸 (CA)、脱氧胆酸 (DCA) 和鹅脱氧胆酸 (CDCA) 要比具有 α 和 β 构象羟基的熊脱氧胆酸 (UDCA) 更有表面活性张力（图 3-5、图 3-6）。

胆汁酸的检测方法多种多样，包括酶联免疫法（ELISA）、毛细管电泳法、光谱检测法和核磁共振法（NMR）等。这些传统方法在检测胆汁酸总量方面具有一定优势，但也存在明显的局限性。首先，这些方法主要测定的是总胆汁酸（BA）水平，无法区分和定量不同类型的胆汁酸。其次，当样本中存在其他干扰物质时，这些方法的检测结果容易受到影响，导致胆汁酸浓度的测定不够准确。因此，在复杂的生物样本中，这些方法往往难以提供精准的胆汁酸谱信息。

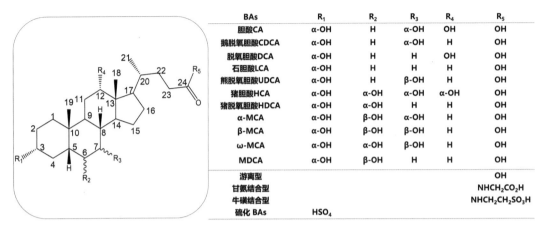

BAs	R₁	R₂	R₃	R₄	R₅
胆酸CA	α-OH	H	α-OH	OH	OH
鹅脱氧胆酸CDCA	α-OH	H	α-OH	H	OH
脱氧胆酸DCA	α-OH	H	H	OH	OH
石胆酸LCA	α-OH	H	H	H	OH
熊脱氧胆酸UDCA	α-OH	H	β-OH	H	OH
猪胆酸HCA	α-OH	α-OH	α-OH	α-OH	OH
猪脱氧胆酸HDCA	α-OH	α-OH	H	H	OH
α-MCA	α-OH	β-OH	α-OH	H	OH
β-MCA	α-OH	β-OH	β-OH	H	OH
ω-MCA	α-OH	α-OH	β-OH	H	OH
MDCA	α-OH	β-OH	H	H	OH
游离型					OH
甘氨结合型					NHCH₂CO₂H
牛磺结合型					NHCH₂CH₂SO₃H
硫化 BAs	HSO₄				

图 3-5　胆汁酸结构

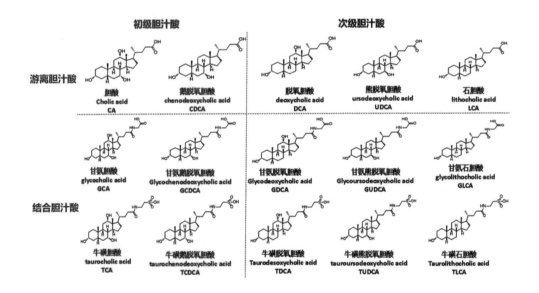

图 3-6　胆汁酸分类及分子结构

　　胆汁酸谱检测的主要难点在于胆汁酸分子结构的高度相似性。胆汁酸种类繁多，且许多分子的化学结构非常接近，甚至具有相同的分子量。例如，CDCA（鹅脱氧胆酸）、DCA（脱氧胆酸）和 UDCA（熊去氧胆酸）的分子量均为 392.57 Da；而 GCDCA、GDCA 和 GUDCA 的分子量则均为 449.62 Da；TDCA、TCDCA 和 TUDCA 的分子量则均为 499.7 Da。这种高度相似性在质谱分析中表现为相同的 MRM（多反应监测）离子对，使得这些同分异构体难以依赖单独的质谱技术进行准确的分离和定量。

为了解决这一难题,液相色谱(LC)与质谱(MS)联用技术成为分析胆汁酸的首选。液相色谱能够利用同分异构体化学性质的细微差异,尤其是它们在色谱柱中不同的保留时间,进行高效分离。通过优化液相色谱的条件,例如选择合适的色谱柱类型(如C18柱)、调整色谱柱的长度、直径及填料粒径,以及采用甲醇-水梯度洗脱系统,不同胆汁酸能够在色谱上实现有效的分离,确保每种分析物具有良好的峰形和响应。特别是对同分异构体的基线分离(即图3-7所示的15种胆汁酸色谱图),这种分离方式确保了后续质谱检测的准确性。

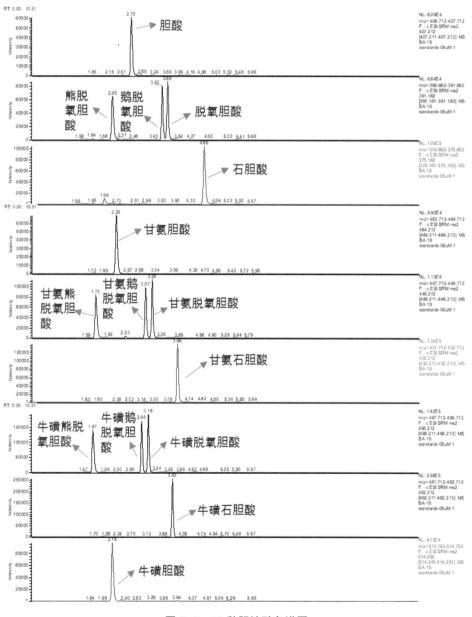

图3-7 15种胆汁酸色谱图

在样本制备过程中，关键步骤在于如何去除干扰物质并获得纯净的样本。液液萃取方法被广泛应用，这种方法能够有效去除潜在的干扰物，同时避免样本过度稀释，从而降低定量检测的下限，大大提高胆汁酸检测的灵敏度。样本的纯度对于后续的色谱分离和质谱检测至关重要，因此这种制备方式为精准的胆汁酸分析提供了更好的前提条件。

质谱检测使用电喷雾电离源（ESI）在负离子模式下进行分析，并通过 MRM 模式来提高检测的选择性和灵敏度是常用的手段。为了达到最佳检测效果，质谱参数的优化是关键，包括检测电压、蒸发温度、离子传输温度以及碰撞能量等。这些条件的优化对于不同胆汁酸的有效检测和定量至关重要，能够显著提升检测的特异性和准确性，确保最终的分析结果能够真实反映样本中各类胆汁酸的含量。

液相色谱－串联质谱技术（LC-MS/MS）的应用，不仅克服了传统方法的局限性，还凭借其高分离度、高特异性和多组分同时检测的优势，成为了胆汁酸谱检测的"金标准"，在临床诊断和科研研究中发挥着重要作用。

三、胆汁酸的合成与代谢

在摄入食物后，胆汁酸随着胆汁流入十二指肠，促进肠道脂质乳化吸收，在回肠末端主动运输和被动吸收，通过门静脉回到肝脏，这一过程称为胆汁酸的肠肝循环。人体肠肝循环包括：胆汁酸的合成、转运、代谢以及重吸收。

1. 胆汁酸的合成

人体 40% 的胆固醇在肝腺泡中央周围肝细胞中经一系列羟化酶的作用从亲脂化合物转化为胆汁酸。胆汁酸的合成涉及 2 条主要通路，即"经典"中性途径（胆固醇 7α-羟化酶）和"替代"酸性途径（氧化甾醇 7α-羟化酶）。胆汁酸偶联是指初级胆汁酸 CA 和 CDCA 末端侧链羧酸由氨基酸 N-酰基转移酶（BAAT）催化与甘氨酸或牛磺酸发生偶联反应，生成结合胆汁酸(TCA、GCA、TCDCA 和 GCDCA)。此外，还有部分胆烷支架上的羟基与硫酸盐、葡萄糖醛酸和 N-乙酰氨基葡萄糖结合。

在人体正常的生理条件下，经典通路在胆汁酸的合成中扮演主导角色，大约贡献了总胆汁酸生成的 75%。相比之下，替代通路生成的胆汁酸则较低，约为总量的 10% 以下（图 3-8）。当主通路受到全部或部分干扰时，替代通路的活性可能会上调。在成年患者中，具有 CYP7A1 基因遗传突变的个体，经典途径产生的胆汁酸减少了近 90%。新生儿 CYP7A1 基因低表达，替代通路可能扮演主导作用，在患有遗传性

CYP7B1 突变的儿童中，可能出现严重的胆汁淤积性肝病。

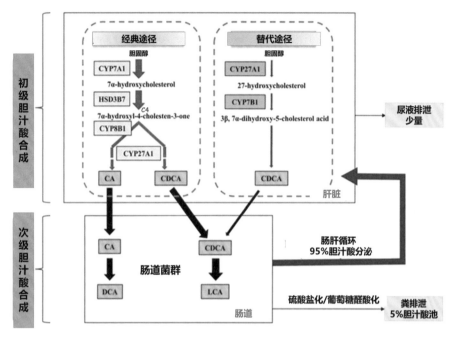

图 3-8 胆汁酸的合成与代谢

2. 胆汁酸的转运

在胆小管膜上，通过胆汁盐输出泵（BSEP）和 P- 糖蛋白（MDR1）等蛋白，胆汁酸从肝细胞内转运至胆小管中。此外，ABCG5/G8 负责胆固醇的转运，MDR3 将磷脂转运至胆小管。这些蛋白在胆汁中确保胆汁酸、胆固醇和磷脂的协调排泄。胆汁酸与其他亲水化合物共同形成混合胶束，有助于胆固醇的排出。

3. 胆汁酸在肠道中的代谢及吸收

在肠道中，肠道菌群直接参与胆汁酸的代谢。BAs 的比例是通过肠道微生物群的解聚、脱氢、羟化和脱硫酶来调节的。厚壁菌门、拟杆菌门和放线菌门等健康的肠道微生物菌群表达胆盐水解酶 (BSH) 能裂解酰胺键使结合胆汁酸转化为游离胆汁酸，尤其是甘氨酸结合的胆汁酸；羟基脱氢酶 (HSDH) 参与异构和氧化胆汁酸 C3、C7 和 C12 羟基，使胆汁酸差向异构化；携带 bai 操纵子的细菌产生 7-α/β 二羟基化酶，使胆汁酸脱羟基形成次级胆汁酸 DCA 和 LCA。

4. 胆汁酸重吸收

大约 95% 的 BAs 经过肠肝循环被运送回肝脏。胆汁酸经门静脉回流至肝窦附近，通过肝细胞膜钠 - 牛胆酸共转运多肽 (sodium/taurocholic acid cotransport polypeptide,

NTCP) 和有机阴离子转运多肽 (organic anion transporting polypeptide, OATPs) 等重新进入肝细胞。NTCP 是肝细胞从门静脉血流摄取胆汁酸中起关键作用的蛋白。结合胆汁酸主要通过 NTCP 重吸收进入肝细胞；游离胆汁酸主要通过被动扩散或 Na^+ 非依赖机制进入肝细胞。大部分 Na^+ 非依赖性胆汁酸运输是由 OATPs 家族成员介导的。不仅重吸收 TC，还吸收所有 BA 以及类固醇、甲状腺激素和某些外源性药物。

四、胆汁酸谱异常的临床意义

胆汁酸谱是用于诊断先天性胆汁酸代谢异常以及肝脏或胃肠道疾病的重要标志物，可用于评估涉及肝细胞、胆道系统、肠道和门静脉的肠肝循环。肠肝循环障碍通常可分为以下 4 类：胆汁酸合成缺陷（包括合成和酰胺化）、胆汁酸膜转运缺陷（包括摄取和分泌）、涉及细菌转化的干扰（包括去结合和脱羟基）以及器官之间的运输障碍（胆汁酸循环）。

1. 胆汁酸合成障碍 (BASDs)

BASDs 是一组罕见的代谢障碍，由特定基因的突变引起，多为常染色体隐性遗传。胆汁酸的合成是由肝细胞经过一系列复杂的化学反应完成，涉及至少 17 个酶促步骤。每个步骤都需要特定的酶来催化。当编码胆汁酸合成酶的基因发生突变时，酶的功能可能降低或缺失，导致胆汁酸的功能受损，并可能导致胆汁酸的缺乏。

（1）固醇环修饰酶缺陷：包括胆固醇 7α- 羟化酶 (CYP7A1)、3β- 羟基 -C27- 类固醇脱氢酶 / 异构酶（HSD3B7）和氧甾醇 7α- 羟化酶 (CYP7B1) 的缺陷。胆汁酸合成经典途径的关键酶 CYP7A1 缺陷，导致肝脏胆固醇堆积、成人低密度脂蛋白高胆固醇血症和胆固醇胆结石。HSD3B7 缺陷不能正常合成 CA 和 CDCA 共同的前体物质 C4，发展为一种以胆汁淤积性黄疸和脂质及脂溶性维生素吸收不良为特征的进行性肝病。替代途径 CYP7B1 缺陷可导致严重的新生儿肝脏疾病，同时伴肝脏疾病迅速进展和婴儿期肝功能衰竭。

（2）侧链修饰酶缺陷：27- 羟化酶 (CYP27A1) 负责将胆固醇侧链修饰为 C24 胆汁酸。CYP27A1 基因突变导致 27- 羟化酶活性不足，造成胆固醇及其衍生物无法有效地代谢而堆积在器官上，引发进行性脂质储存疾病脑腱黄瘤病 (CTX)。由于侧链的β 氧化发生在过氧化物酶体中，过氧化物酶体疾病也会影响胆汁酸的合成。过氧化物酶体缺陷或以过氧化物酶体为基础的脂质氧化中的特定酶缺陷，如 Zellweger 综合征可能对肝功能产生重大影响。

（3）胆汁酸辅酶 A 氨基酸 N- 酰基转移酶（BAAT）缺陷：BAAT 催化 C24 胆汁酸从酰基辅酶 A 硫酯转移至甘氨酸或牛磺酸，该酶缺陷导致甘氨酸和牛磺酸结合胆汁酸完全缺失，游离 CA 占主导地位，表现为家族性高胆汁酸血症（familial hypercholanemia）、瘙痒症和脂肪吸收不良。

2. 胆汁酸转运的缺陷

胆汁淤积症被定义为胆汁正常形成过程的中断，通常分为肝内胆汁淤积症和肝外胆汁淤积症，前者是肝细胞水平胆汁形成的功能性缺陷，后者是胆道内胆汁流动受阻。胆汁酸和其他有机溶质的肝脏运输受损是遗传性和后天性胆汁淤积性肝病的突出特征。胆管运输系统的先天性缺陷导致胆汁酸和（或）磷脂的肝胆运输受阻，细胞内胆盐潴留，引发不同程度的肝脏疾病。进行性家族性肝内胆汁淤积（PFIC）包括 1 型 (Byler 病)、2 型和 3 型，是胆汁分泌的遗传性疾病，PFIC 2 型主要是由 BSEP 突变引起的胆汁酸运输受损。患者血清胆汁酸升高，并伴有严重的进行性肝病。

3. 肠道代谢和吸收紊乱

肠壁上顶端 Na$^+$ 依赖的胆汁酸转运蛋白 (ASBT) 缺陷病，或继发性功能障碍导致胆汁酸吸收不良，进而引发胆汁酸谱发生改变。如 ASBT 基因的杂合子突变可导致严重的先天性腹泻或脂肪泻。

肠道菌群直接参与胆汁酸在肠道中的代谢，它们通过胆盐水解酶 (BSH) 和羟基脱氢酶 (HSDH) 等酶作用，催化结合胆汁酸在 C24 位解偶联；参与胆汁酸的异构和 C3、C7 和 C12 羟基氧化；携带 bai 操纵子的细菌产生 7-α/β 二羟基化酶，合成次级胆汁酸 DCA 和 LCA。肠道含 BSH 和 bai 的细菌丰度下降，可引发胆汁酸谱的改变。

炎症性肠病患者表现出特定的胆汁酸模式，如溃疡性结肠炎患者的胆汁酸含量升高。不同类型的肠炎还会导致相关蛋白表达的变化，例如克罗恩病患者中胆汁酸吸收相关蛋白的表达降低。这些变化都影响患者的胆汁酸谱。

4. 胆汁酸重吸收障碍

肝细胞膜上有 2 个蛋白参与胆汁酸的重吸收：钠 - 牛磺胆酸共转运多肽 (NTCP) 和有机阴离子转运蛋白(OATP1)。不同类型的肝病患者，包括肝硬化、肝炎、胆汁淤积、门静脉血栓形成、Budd-Chiari 综合征、胆管炎、Wilson 病和血色素沉着症等，都可能导致肝细胞受损，造成胆汁酸的重吸收障碍，进而引发胆汁酸谱的紊乱。

5. 胆汁酸谱参考范围（表 3-9）

表 3-9　15 种血清胆汁酸参考范围

分类	中文	英文及缩写	参考范围（nmol/mL）
初级游离	胆酸	cholic acid（CA）	≤ 2.74
	鹅脱氧胆酸	chenodeoxycholic acid（CDCA）	≤ 2.26
初级结合	甘氨胆酸	glycocholic acid（GCA）	≤ 2.17
	甘氨鹅脱氧胆酸	glycochenodeoxycholic acid（GCDCA）	≤ 5.14
	牛磺胆酸	taurocholic acid（TCA）	≤ 0.31
	牛磺鹅脱氧胆酸	taurochenodeoxycholic acid（TCDCA）	≤ 0.80
次级游离	脱氧胆酸	deoxycholic acid（DCA）	≤ 2.84
	石胆酸	lithocholic acid（LCA）	≤ 0.09
	熊脱氧胆酸	ursodeoxycholic acid（UDCA）	≤ 0.64
次级结合	甘氨脱氧胆酸	glycodeoxycholic acid（GDCA）	≤ 3.88
	甘氨石胆酸	glycolithocholic acid（GLCA）	≤ 0.11
	甘氨熊脱氧胆酸	glycoursodeoxycholic acid（GUDCA）	≤ 1.00
	牛磺脱氧胆酸	taurodeoxycholic acid（TDCA）	≤ 0.78
	牛磺石胆酸	taurolithocholic acid（TLCA）	≤ 0.04
	牛磺熊脱氧胆酸	tauroursodeoxycholic acid（TUDCA）	≤ 0.05

来自 https://www.mayocliniclabs.com/test-catalog/overview/62538#Clinical-and-Interpretive.

第六节　维生素检测

维生素参与人体新陈代谢和细胞调节过程，是体内必需的微量活性物质。根据相对溶解度分为脂溶性和水溶性维生素两大类。脂溶性维生素（fat soluble vitamins, FSV）是不溶于水而溶于脂肪及非极性有机溶剂（如苯、乙醚及氯仿等）的一类维生素，包括维生素 A、维生素 D、维生素 E 和维生素 K。水溶性维生素（water soluble vitamins）包括 B 族维生素和维生素 C，B 族维生素包括维生素 B_1（硫胺素）、B_2（核黄素）、B_3（烟酸和烟酰胺）、B_5（泛酸）、B_6（吡哆醛）、B_7（生物素）、B_9（叶酸）和维生素 B_{12}（钴胺素）。维生素的缺乏会导致各种健康问题，过量则可能造成维生素中毒而引发一系列临床症状。因此，当怀疑营养谱异常时，需评估维生素摄入量和代谢状态，除了临床症状和饮食史外，临床医生通常借助维生素浓度的检测评估人体内维生素状态。维生素在体内存在多种形式，选择合适的维生素标志物运用于临床检测，对于与维生素缺乏或增高相关性疾病的诊断和疗效监测有重要意义。

一、脂溶性维生素

脂溶性维生素包括维生素 A、D、E 和 K，对多种生理功能至关重要。脂溶性维生素缺乏与癌症、2 型糖尿病和免疫系统疾病等风险增加相关。血液中的视黄醇（维生素 A）、25-OHD（维生素 D）、α-生育酚（维生素 E）、维生素 K_1 和 K_2 等指标可用于评估人体脂溶性维生素的水平，并研究其与临床疾病的关系。

（一）维生素 A

1. 维生素 A 的结构、来源和代谢

维生素 A 是一组由 20 碳结构构成的分子，具有一个 β-紫罗酮环和一个类异戊二烯单元的侧链（图 3-9），其 C-15 位可以连接一个羟基（视黄醇）、醛基（视黄醛）、羧酸基（视黄酸）或酯基（视黄酯）。维生素 A 是指具有全反式视黄醇生物活性的一组类视黄醇物质，包括视黄酯、视黄醇、视黄醛和视黄酸。

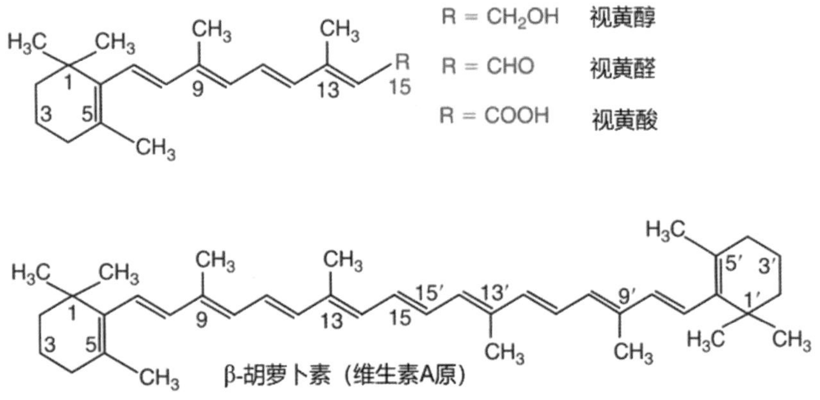

图 3-9 维生素 A 分子结构式

视黄醇是其主要循环形式，而肝脏中储存的则是视黄醇棕榈酸酯。维生素 A 的主要来源是饮食，动物来源主要是视黄醇酯，植物来源主要是类胡萝卜素或维生素 A 原（主要是 β - 胡萝卜素），后者需在体内转化为活性维生素 A。在正常情况下，70%~90% 的维生素 A 会在肠液和胆盐的作用下被肠道吸收。视黄醇酯在小肠细胞吸收前被水解为视黄醇和游离脂肪酸；而 β - 胡萝卜素的吸收效率则与膳食脂肪摄入量有关，大部分 β - 胡萝卜素通过 β - 胡萝卜素 -15,15' - 单加氧酶（β -carotene 15,15' -monooxygenase, BCMO1）酶切转化为视黄醛，然后再通过视黄醛还原酶转化为视黄醇（图 3-10）。

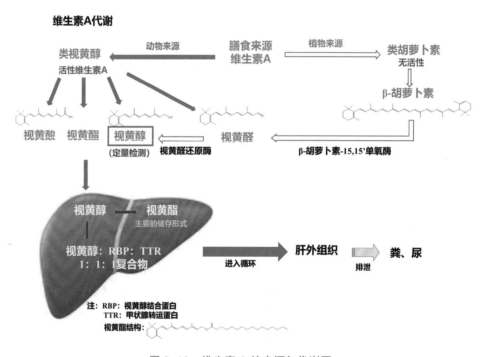

图 3-10　维生素 A 的来源与代谢图

2. 维生素 A 检测的标志物

（1）血浆或血清视黄醇：世界卫生组织建议使用血清视黄醇浓度评估人群的维生素 A 状况。血浆或血清中的维生素 A 水平反映了由肠道摄入和吸收的维生素 A 和胡萝卜素（前维生素 A）的数量（胡萝卜素由肠道吸收细胞和肝细胞转化为维生素 A）。但是血清视黄醇作为诊断维生素 A 缺乏并不是一个敏感的指标，存在一定局限性。因为循环中的维生素 A 与肝脏储存并不平行。当肝脏储备严重耗尽时，循环中的维生素 A 才开始下降。

（2）相对剂量反应试验：观察维生素 A 的储备情况。患者服用生理剂量的视黄基酯,分别检测服药前、后5小时血中维生素A的浓度。维生素A缺乏症患者服药5小时后检测到的循环视黄醇浓度快速、大幅度和持续上升。维生素A储备充足的患者服药后轻微上升。这项测试的原理是当维生素A储存量减少时,视黄醇结合蛋白(retinol-binding protein, RBP)作为维生素A的转运蛋白会在肝脏中积累。当维生素A激发时,累积的RBP与视黄醇结合并迅速释放到血液中。

(3)RBP和转甲状腺素蛋白(transthyretin, TTR):也是评估维生素A状态的更具成本效益的替代标志物。由于RBP和TTR都是阴性急性期反应蛋白,同时检测C反应蛋白可区分炎症和营养原因导致的循环蛋白水平降低。但是,RBP水平下降可能是由于膳食蛋白质或锌不足导致的RBP合成不足。

3. 维生素A检测的临床解释

世界卫生组织建议在维生素A水平低于20.0μg/dL时进行补充;当水平低于10.0μg/dL时,表明存在严重缺乏;维生素A水平超过120.0μg/dL则提示维生素A过多症及相关中毒。

维生素A与人体色彩视觉和夜视觉相关,夜盲症通常是维生素A缺乏的首要信号。近年来,对维生素A的重新关注与视黄酸在调节细胞分裂和分化、细胞凋亡等方面发挥重要作用有关,视黄酸通过与细胞核内的受体结合发挥作用,还可以通过自分泌和旁分泌的方式影响细胞行为。全反式维甲酸是维生素A的羧基形式,在调节细胞分裂和分化以及细胞凋亡方面发挥作用。维生素A缺乏可导致皮肤、呼吸道、胃肠道和泌尿生殖道等感染的初始防御系统上皮细胞干燥和角化,破坏中性粒细胞的发育,促进巨噬细胞释放炎症细胞因子,并减少自然杀伤细胞的数量以及溶菌活性,导致身体清除病原体的能力下降。视黄酸为维生素A在治疗多种疾病方面的应用提供了新的思路。

4. 临床质谱检测维生素A的应用

(1)检测物特点:视黄醇分子式是$C_{20}H_{30}O$,分子量为286.45 Da,Log P是6.84,极性较弱,pKa为14.09,可轻微溶解在甲醇和三氯甲烷中。结构双键较多,可形成长链共轭双键体系。

(2)检测方法:①前处理方法。待测物加入内标后,采用液液萃取或者固相萃取的方法,纯化并提取维生素A,萃取试剂可选用三氯甲烷,正己烷等疏水性极强的溶剂,其提取回收率较高而且杂质去除效果较好。采用疏水性较差的萃取溶剂(例如乙酸乙酯等）也能达到较好的萃取效果，但杂质干扰也容易被萃取到有机溶剂中，会产生较大的基质效应。②质谱方法。定量离子对：$269.3 \rightarrow 107.1$；定性离子对：$269.3 \rightarrow 93.1$；内标：VA-d6；离子对：$275.3 \rightarrow 96.1$。使用不同型号厂家的质谱仪可以尝试寻找最优碎片离子。③电离模式。正离子模式会有较好的灵敏度；由于呈弱极性，ESI 和 APCI 两种模式均可以选择，但 APCI 模式下灵敏度会更好，背景噪音会更少。④液相条件。由于其结构是极性较弱的理化性质，选用常规的 C18 色谱柱即可；流动相：采用加酸的流动相会提高信号强度（例如 0.1% 甲酸）。有机相甲醇和乙腈均可，正离子模式选择甲醇灵敏度会更好，但系统压力会更大，要关注液相背压。

（3）注意事项：样品类型为血清；采样管首选红头管；血浆样本 −20 ℃可保存 15 天，−80 ℃可以保存 90 天，4 ℃自动进样器中可以稳定 24 小时，3 个冻融循环后稳定。

（4）参考范围：血清视黄醇，0~6 岁，11.3~64.7 μg/dL；7~12 岁，12.8~81.2 μg/dL；13~17 岁，14.4~97.7 μg/dL；18 岁 及 以 上，32.5~78.0 μg/dL（来 自 https://www.mayocliniclabs.com/test-catalog/overview/605267#Clinical-and-Interpretive）。

（二）维生素 D

1. 维生素 D 的来源和代谢

维生素 D 为固醇类的衍生物，主要有两种形式，即维生素 D_2（钙化醇）和维生素 D_3（胆钙化醇）。维生素 D 可以通过膳食补充，但最大天然来源是在阳光照射下内源性合成。在暴露于 280~315 nm 波长的紫外线辐射 (ultra-violet radiation, UVR) 下，皮肤中 7- 脱氢胆固醇的 C9、C10 被分解生成维生素 D_3 前体，以合成内源性维生素 D_3。植物中的麦角固醇经紫外线照射后可产生另一种维生素 D，称为维生素 D_2 或钙化醇。维生素 D_2、D_3 没有生物活性。一旦合成，维生素 D_3 通过与维生素 D 结合蛋白（DBP）结合，经血液循环进入肝脏后被细胞色素 P450 酶（CYP27A 和 CYP2R1）羟基化形成 25- 羟基维生素 D_3（25-OHD_3），这是维生素 D_3 的一种非活性和储存形式，25-OHD_3 在肾脏进一步被 CYP27B1 催化完成第二次羟化并转化为具有生物学活性的 1,25-$(OH)_2D_3$；此外，也可以被肾脏 24- 羟化酶 CYP24A1 催化生成 24,25-$(OH)_2D_3$，发挥生物学活性，最后进一步代谢后随胆汁排出体外（图 3-11）。维生素 D_3 的大部分生物学效应是通过 1,25-$(OH)_2D_3$ 与维生素 D 受体（VDR）结合实现的。1,25-(OH)$_2$D$_3$ 水平可能通过转化为其他代谢物 [如钙酸和 1,23,25-(OH)D$_3$] 而下调。维生素 D$_2$ 也通过类似的途径代谢。

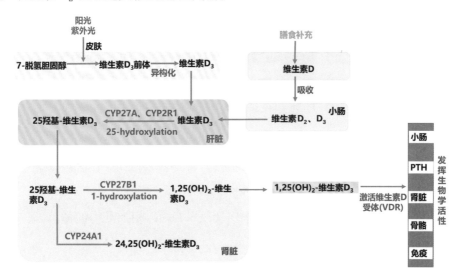

图 3-11 维生素 D$_3$ 代谢图

2. 维生素 D 的检测标志物

（1）血液 25- 羟基维生素 D（25-OHD）：主要包括两种形式，25- 羟基维生素 D$_2$（25-hydroxy vitamin D$_2$）和 25- 羟基维生素 D$_3$（25-hydroxy vitamin D$_3$），是维生素 D 的主要循环形式，能反映膳食和内源性维生素 D 水平，被广泛认可用于评估人体维生素 D 营养状况的生物标志物。25-OHD 是无活性代谢物，与骨骼健康无直接关系，但在血中浓度相对较高，具有较长的半衰期（约为 3 周），因此稳定性较好。

（2）1,25- 双羟基维生素 D[1,25(OH)$_2$D]：在血液循环中的浓度仅为 25-OHD 的千分之一，是维生素 D 的活性代谢物。维生素 D 代谢物比值是衡量维生素 D 状态的一个较好的指标，其中 1,25(OH)$_2$D$_3$: 25-OHD$_3$ 的比值是糖尿病和心血管并发症发展的更好预测指标。

（3）24,25- 双羟基维生素 D [24,25-(OH)$_2$D]：24,25(OH)$_2$D 浓度为 25-OHD 的 2%~20%。血清 24,25-(OH)$_2$D 是比 25-OHD 更好的衡量维生素 D 状态的指标。24,25-(OH)$_2$D 和 25-OHD 之间的比值即维生素 D 代谢物比值（VMR），不受维生素 D 结合蛋白浓度的影响，可提供更多关于维生素 D 储存的信息，是维生素 D 状态的候选生物标志物和骨骼健康的功能性生物标志物；VMR 较低与老年人髋骨、胸椎和腰椎的骨密度纵向下降以及骨折风险增加有关，是评估老年人维生素 D 充足和骨骼健康的更可靠的指标。

3. 维生素 D 检测的临床解释

（1）血清 25-OH D_2/D_3 水平低于 25 ng/mL 与继发性甲状旁腺功能亢进、骨密度降低和骨折的风险增加有关，特别是在老年人群中。

（2）当维生素 D 低于 10 ng/mL 时，可能发生新形成的骨骼组织矿化不足，导致儿童佝偻病和成人骨软化症；骨骼强度降低，增加骨折风险；以及其他潜在的并发症，如肌肉无力、疲劳、抑郁和疼痛等。此外还伴有其他生化指标的异常，如血清钙水平轻度降低、甲状旁腺激素 (PTH) 升高以及血清碱性磷酸酶升高。血清 25-OHD 水平的测量有助于进一步评估疾病原因，特别是通过 LC-MS/MS 技术可以分别测量 $25\text{-}OHD_3$ 和完全源自饮食或补充剂的 $25\text{-}OHD_2$。

（3）25-OHD 的检验结果为 $25\text{-}OHD_2$ 和 $25\text{-}OHD_3$ 相加获得的值。

4. 维生素 D 检测临床质谱应用

（1）检测物特点：$25\text{-}OHD_3$ 分子式为 $C_{27}H_{44}O$，分子量为 384.64Da，Log P 为 9.72，pKa 为 14.74；在乙醇、DMSO 和 DMF 中可溶解，对光和温度均敏感。$25\text{-}OHD_2$ 分子式为 $C_{28}H_{44}O$，分子量 396.65Da，Log P 为 9.56，pKa 为 14.74，在乙醇和 DMSO 中可溶解，对光和温度均敏感。分子结构式（图 3-12）。

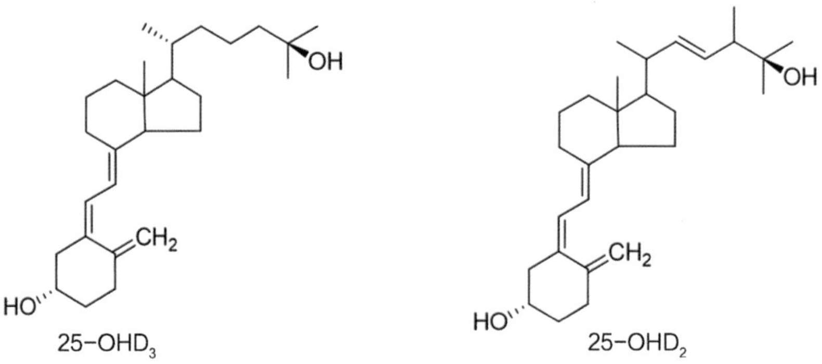

图 3-12　$25\text{-}OHD_3$、$25\text{-}OHD_2$ 分子结构式

（2）检测方法：①前处理方法。$25\text{-}OHD_2$/D_3 的前处理方法选择较多，蛋白沉淀、免疫富集、液液萃取、固相萃取以及在线萃取方式。蛋白沉淀较多的采用硫酸锌（0.2 mol/L）或者乙腈，优势是前处理效率很高，但要有较好的液相分离方法，以应对较严重的基质影响；免疫富集方法是一种新的尝试，但在实际检验工作中并未得到大量验证；固相萃取和在线萃取也是一种不错的选择，但成本较高；液液萃取的试剂有较多选择，正己烷去除杂质的效果好，但提取回收率不高，一般提取效率不足

1/3，两次萃取是较常用的萃取方法，但操作繁琐；甲基叔丁基醚等极性较大的萃取剂，提取效率高，但引入的杂质较多，需要对后续液相条件进行改良优化。目前较常用的是蛋白沉淀结合液液萃取的方法，成本低且效果佳。②质谱方法。$25\text{-}OHD_2$和$25\text{-}OHD_3$的母离子通常为加氢峰。但同时，两个分子均容易发生源内裂解，脱去一个水分子，而产生脱水峰。一般而言，较高的离子源温度和去簇电压导致脱水峰概率较高。$25\text{-}OHD_2$和$25\text{-}OHD_3$的质谱分析，可采用 ESI 或 APCI 模式，一般建议采用 APCI 模式。在 APCI 模式下，由于基质抑制效应较弱，化合物基线较低，信噪比更高。$25\text{-}OHD_2$和$25\text{-}OHD_3$生成碎片离子的信息非常丰富，从脱水峰的碎片离子 m/z 395.3（$25\text{-}OH D_2$），m/z 383.4（$25\text{-}OHD_3$）到 m/z 低于 100 的碎片离子。在碎片离子选择中，脱水峰的碎片离子和 m/z 低于 100 的碎片离子灵敏度较高，但常会出现较多的干扰峰，在后续的方法优化中，要多关注其基质影响。如果出现基线高、基质干扰大或峰分离度差等问题时，首先应考虑是否由于离子对的选择不当所致。③液相方法。$25\text{-}OHD_2$和$25\text{-}OHD_3$极性较小，采用常规的 C18 色谱柱即可进行色谱分离，因为是正离子模式，流动相加酸可提高灵敏度。在$25\text{-}OHD_3$检测中，常伴随一个难以基线分离的干扰峰，极有可能是其构象异构体 $3\text{-}epi25\text{-}OHD_3$。有些群体中 $3\text{-}epi25\text{-}OHD_3$ 含量较高，但无证据显示其与$25\text{-}OHD_3$具有相同的生物学效应，因此需要进行区分，以避免干扰$25\text{-}OHD_3$检测的准确性。$3\text{-}epi25\text{-}OHD_3$与$25\text{-}OHD_3$仅有一个羟基位点的构象差异，理化性质相近，质谱方面无法进行区分，需要进行色谱的基线分离。建议从梯度优化和色谱柱选择的角度来提高分离度，从而进行二者的色谱分离。

（3）注意事项：样品类型为血清，在 -20 ℃中可以稳定保存 6 天，-80 ℃中可以保存 7 天，可以进行 5 次 -20 ℃到室温之间的冻融循环。

（4）参考范围：25 羟基维生素 D（D_2+D_3）

＜ 10 ng/mL（严重缺乏）；

10 ～ 19 ng/mL（轻度至中度缺乏）；

20 ～ 50 ng/mL（最佳水平）；

51 ～ 80 ng/mL（高钙尿症风险增加）；

＞ 80 ng/mL（可能中毒）。

来 自 https://www.mayocliniclabs.com/test-catalog/overview/83670#Clinical-and-Interpretive。

（三）维生素 E

1. 维生素 E 的结构、来源和代谢

维生素 E 是一种脂溶性抗氧化代谢物，由一个侧链位于 C_2 位置的 6- 羟基色满环组成。维生素 E 有两种天然成分：生育酚和生育三烯醇。色氨醇环上甲基的数量和位置不同，有 4 种不同形式的生育酚（α、β、γ 和 δ）。膳食维生素 E 的主要来源是植物油、谷物和坚果等。一旦摄入，乳化维生素 E 在小肠被肠上皮细胞被动吸收，并通过乳糜微粒分泌到淋巴系统中。在循环系统中，乳糜微粒被脂蛋白脂肪酶水解，介导维生素 E 转运至大脑和肌肉等目标组织。由于乳糜微粒水解，还形成了仍含有维生素 E 的乳糜微粒余物并被输送到肝脏。在肝脏中，α-生育酚通过 α-生育酚转移蛋白（α-tocopherol transfer protein, α-TTP）重新分泌到血液循环中；α-生育酚选择性地与极低密度脂蛋白（VLDL）和低密度脂蛋白 (LDL) 等脂蛋白结合后转移至靶组织以满足功能需要或储存，而其他形式的生育酚则通过胆汁和尿液排出。α-TTP 维持血液中 α-生育酚的浓度；因此，α-TTP 基因缺陷与维生素 E 缺乏有关（图 3-13）。

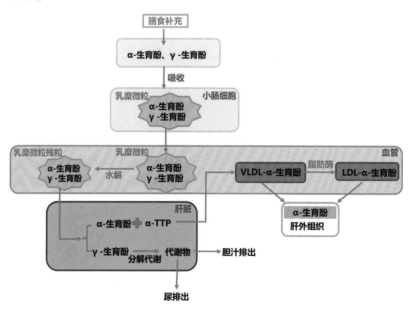

图 3-13　维生素 E 代谢图

2. 维生素 E 的检测标志物

（1）血液中 α-生育酚作为维生素 E 的主要生物活性形式，其水平是评估维生素 E 状态的常用标志物。经过 12~14 小时禁食后，血浆或血清中的维生素 E 水平反映了个体的储备状况。

（2）α-生育酚：总胆固醇：α-生育酚根据性别、年龄和血脂（尤其是胆固醇）水平而变化。因此，α-生育酚：总胆固醇的比率也被建议作为生物标志物。血液中的α-生育酚浓度并不反映维生素E的摄入量，因为α-TTP选择性地将α-生育酚重新分泌到血液中。

（3）γ-生育酚：主要的膳食来源，研究表明，增加γ-生育酚的摄入量可以提高其在血液和组织中的含量，这可能与其代谢平衡从排泄转向与脂蛋白结合有关。因此，由于γ-生育酚对整个维生素E库的意义很大，也有一些实验室将α-生育酚和γ-生育酚联合检测评估维生素E的状态。这种联合检测方法可以提供更全面的信息，有助于更准确地评估维生素E缺乏症的风险和制定个性化的补充方案。

3. 维生素E检测的临床解释

维生素E（α-生育酚）的生物学功能包括维持细胞膜完整性，防止细胞膜脂质过氧化；调节免疫功能，抑制炎症反应；预防心血管疾病，降低血小板聚集，减少动脉粥样硬化风险；保护神经系统，预防神经退行性疾病。

维生素E缺乏原因见于遗传或吸收不良疾病，例如囊性纤维化、慢性肝炎、慢性胆汁淤积症和胃肠道疾病如乳糜泻、克罗恩病、慢性胰腺炎等引起的脂肪吸收不良。患有遗传性疾病的个体，如α-TTP突变或载脂蛋白B基因缺陷可能无法从肝脏运输吸收的维生素E。早产和低出生体重的婴儿由于脂肪组织较少，特别容易出现维生素E缺乏症。

维生素E缺乏的症状包括贫血、肌肉无力和视力问题。维生素E的毒性通常是由于过量服用补充剂，最显著的影响是凝血功能受损。

4. 维生素E检测

（1）检测物特点：α-生育酚分子式为$C_{29}H_{50}O_2$，分子量为430.71Da，分子结构式见图3-14，pKa为11.40 ± 0.40 (Predicted)，$XLogP_3$-AA为10.7，ACD/Log P为11.9；可溶解在乙醇和DMSO中；容易氧化，光不稳定。

（2）检测方法：①前处理方法。维生素E极性很弱，前处理选择上可以选择液液萃取方法，萃取溶剂可以是正己烷等弱极性有机萃取试剂，提取效率较高。由于维生素E的体内含量较高，对前处理方法的要求较低，可以采用萃取后稀释的方法来降低基质效应，提高精密度和稳定性。②质谱方法。维生素E在正离子和负离

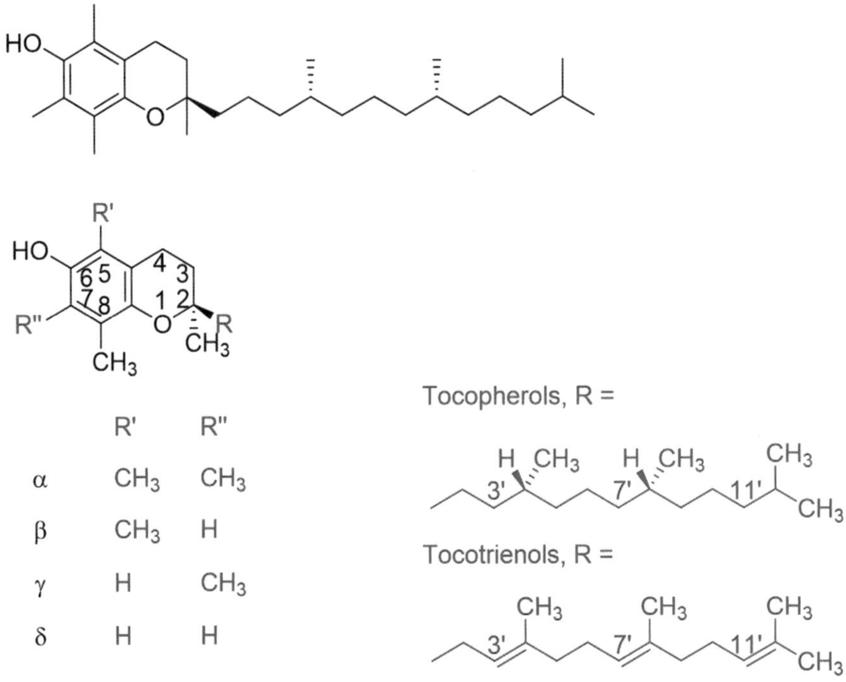

图 3-14 α-生育酚分子结构图

子模式下都可以有较好的灵敏度；因极性较小，ESI 和 APCI 均有信号，其中 APCI 模式下的灵敏度会更高，背景噪音较少，但和其他化合物合测（脂溶性维生素）时，较多地采用 ESI 模式。正离子模式下的母离子可选用 431.3，其碎片离子可选用 137.1 和 165.2；负离子模式下的母离子可选用 429，碎片离子可用 414、163 或 135 等。③液相方法。由于其极性很弱，色谱保留很强，低碳载量的色谱柱（例如 C8）有助于色谱洗脱。正离子模式下，流动相甲醇和水，加入甲酸作为调节剂。

5. 参考范围

血清 α-生育酚：≤ 17 岁，3.8~18.4 mg/L；≥ 18 岁，5.5~17.0 mg/L；严重缺乏，< 3.0 mg/L。

来自 https://www.mayocliniclabs.com/test-catalog/overview/605267#Clinical-and-Interpretive。

（四）维生素 K

1. 维生素 K 的结构、来源及维生素 K 的循环

维生素 K 是一组结构相似的醌类分子，由萘醌核以及 C3 位上不同长度可变

烷基链组成。维生素 K$_1$ 是叶醌（phylloquinone，PK）含 20 个碳的苯基侧链，主要存在于绿色蔬菜中；维生素 K$_2$ 包括一系列同效维生素称为甲萘醌（menaquinone，MK），按其不饱和异戊二烯侧链的长度进行分类，特定的甲奈醌表示为 MK-n，n 表示烷基侧链中异戊二烯单元的数量。MK-4 是人体内最常见的短链 MK，由 PK 转化而来。MK-7 至 MK-10 属于长链 MK，由人肠道细菌合成。甲奈醌主要来源于肠道细菌和发酵食品如奶酪和日本大豆制品称为"纳豆"。除了天然存在的叶醌和甲奈醌外，还有一种合成形式的维生素 K$_3$（menadione），含叶醌和甲奈醌的基本结构 2- 甲基 -1,4- 萘醌核（图 3-15）。

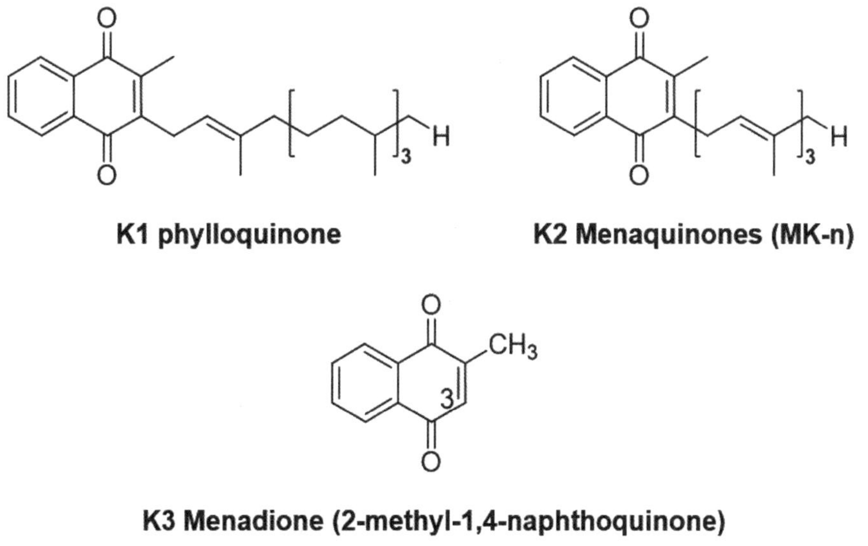

K1 phylloquinone

K2 Menaquinones (MK-n)

K3 Menadione (2-methyl-1,4-naphthoquinone)

图 3-15　不同形式的维生素 K 分子结构

　　维生素 K 是唯一具有特殊辅酶功能的脂溶性维生素，PK 和 MK4 能被维生素 K 还原酶（VKR）还原，形成氢醌维生素 K（KH$_2$）。KH$_2$ 是 γ- 谷氨酰羧化酶的辅酶，参与蛋白质谷氨酸（Glu）残基羧化，生成 γ- 羧基谷氨酸（Gla）残基，引入 Ca^{2+} 结合位点。Ca^{2+} 与 Gla 结合后使蛋白质发生折叠等构象变化变成具生物活性的蛋白质，包括参与凝血、骨矿化和抑制血管钙化的蛋白质，如凝血因子 Ⅱ、蛋白 S、骨钙素（BGP）、基质 Gla 蛋白（MGP）等。此外，KH$_2$ 转化为 2,3 环氧维生素 K（KO）。KO 由环氧维生素 K 还原酶（VKOR）再生为 KH$_2$ 并重新进入循环（图 3-16）。VKOR 是维生素 K 拮抗剂华法林的靶点，干扰维生素 K 再生为 KH$_2$，影响 Gla 羧化和蛋白激活。因此，维生素 K 缺乏影响某些血液凝血因子（如凝血因子 Ⅱ、Ⅶ、

IX、X、蛋白C和S等）的翻译后修饰，影响蛋白质对钙的亲和力和凝血因子的激活。此外，低生理水平的维生素K与患者骨质疏松和血管钙化的风险增加有关。

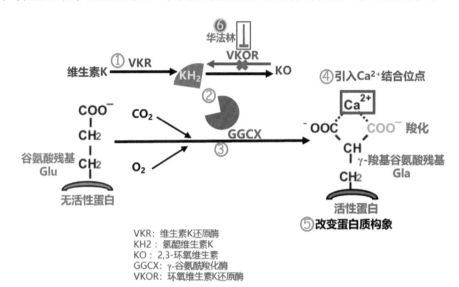

VKR: 维生素K还原酶
KH2: 氢醌维生素K
KO: 2,3-环氧维生素
GGCX: γ-谷氨酰羧化酶
VKOR: 环氧维生素K还原酶

图 3-16　维生素 K 的生理功能和再循环

①维生素K经维生素K还原酶（VKR）被还原为活性形式的氢醌维生素K（KH_2）。②KH_2是γ-谷氨酰羧化酶（GGCX）的辅酶，激活GGCX，参与蛋白质的翻译后修饰。③GGCX利用KH_2在氧气和二氧化碳参与下，修饰蛋白的谷氨酸（Glu）残基，将其羧化为含γ-羧基谷氨酸残基蛋白（Gla）。④Gla引入Ca^{2+}结合位点，Ca^{2+}与Gla结合。⑤发生蛋白质构象变化，成为具有生物活性的蛋白。⑥抗凝血剂华法林作为维生素K的拮抗剂，会影响KO再生为KH_2的过程，导致维生素K不足而影响Gla羧化和蛋白激活。

2. 维生素 K 检测标志物

（1）血清中叶醌（K_1）的测定是评估维生素K状态最常用的标志，反映了维生素的丰富程度，血清中叶醌（K_1）的测定是评估维生素K状态最常用的标志，反映了维生素的丰富程度，主要参与调节人体凝血功能。

（2）血清MK-4和MK-7测定：浓度明显低于VK_1，VK_2的作用与VK_1不同。VK_2对维生素K依赖性蛋白的羧化效能有关，MK-4与软组织病理性钙化、心血管硬化等疾病相关，MK-7则与钙在骨骼中沉积有关，因此需检测VK_2。

（3）血清2,3-环氧维生素K_1（K_1O）：在健康受试者血清中K_1O的浓度是K_1

的 10%。当血清中 K_1O 浓度升高（$K_1O > K_1$）时，表明暴露于维生素 K 拮抗剂、近期口服维生素 K_1 补充剂或 VKOR 活性不足。

（4）维生素 K 功能试验：血清 / 血浆中的低羧化凝血酶原 PIVKA-Ⅱ，可以通过自动免疫分析法、ELISA 或 LC-MS/MS 法进行检测，作为肝脏维生素 K 状态的回顾性指标。当肝脏维生素 K 储存足够低，凝血因子Ⅱ的 γ-羧化受阻，PIVKA-Ⅱ 浓度升高。

3. 维生素 K 检测的临床解释

血清维生素 K_1 下降说明组织储存不足；PIVKA-Ⅱ 表明因子Ⅱ边缘组织储存是否已经达到了肝脏 α-羧化受损的程度。当血清 K_1 浓度下降，PIVKA-Ⅱ 浓度在参考范围内时，应考虑肝外维生素 K 依赖蛋白可能更容易受到外周维生素 K 状态的影响。原发性肝癌（HCC）患者则 PIVKA-Ⅱ 升高，而维生素 K_1 在参考范围内。

维生素 K 是凝血因子（Ⅱ、Ⅶ、Ⅸ、Ⅹ）等蛋白质羧化必不可少的辅酶，如果维生素 K 缺乏，维生素 K 依赖蛋白就不能羧化，失去绑定钙的能力，从而可能影响凝血功能、损害骨代谢并增强血管钙化过程。血维生素 K 的检测用于确定患骨病和出血性疾病的风险。如果患者出现骨关节炎（骨末端软组织退化）、无法控制的出血、虚弱、骨骼脆弱、易骨折、克罗恩病（消化道黏膜慢性炎症）、肝病、肠道疾病以及营养不良等症状，可能表示患者体内缺乏维生素 K。如果患者正在接受华法林等抗凝药物治疗，检测血维生素 K 以评估和检查治疗的有效性和体内维生素 K 水平。

4. 维生素 K 检测

（1）检测物特点：分子式为 $C_{31}H_{46}O_2$，分子量为 450.696 Da，Log P 为 10.305，ACD/Log P 为 12.25，可溶解在 DMSO 中；MK-4（维生素 K_2）分子式为 $C_{31}H_{40}O_2$，分子量为 444.648 Da，分子结构见图 3-17，$XLog P_3$ 为 8.9。VK_1 和 VK_2 化学结构较为稳定，但紫外线照射下不稳定。维生素 K_2 侧链越长极性越弱。

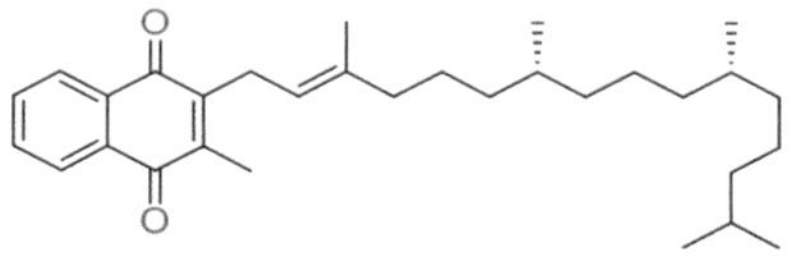

维生素K_1（Phylloquinone） 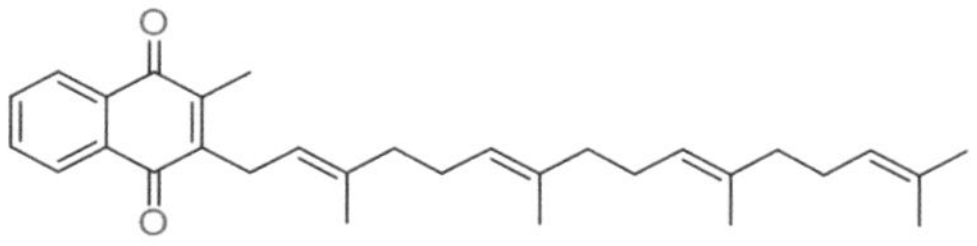　　　　　　维生素K_2（Menatetrenone）

图 3-17　维生素 K_1 和维生素 K_2 分子结构

（2）检测方法：①前处理方法。维生素 K 极性很弱，样本基质中的脂质干扰容易影响检测。前处理方法可采用 LLE 或 SPE 来处理。LLE 先用冰乙醇 / 甲醇沉淀，然后用萃取试剂如己烷、正己烷或环己烷处理，一次萃取效率不够，需要至少两次萃取，然后将上层有机相合并，氮吹后重构并上机检测。固相萃取可采用亲水亲脂的反向固相萃取柱进行处理；也可以用 LLE 和 SPE 相结合的方法进行前处理。另外，由于维生素 K 光不稳定，前处理需要暗光环境下进行，玻璃管 / 塑料管也尽量采用棕色瓶或者用锡纸包裹。②质谱方法。基于其极性低的特点，离子源应选用 APCI 源进行检测，正离子模式下灵敏度较好。母离子采用氢离子作为其加合离子，由于维生素 K 分子的母核是甲萘醌，其碎片离子干扰较少，一般选用的定量离子对：VK$_1$ 451.1/187.1，MK-4 445.3/187.1，MK-7 649.5/187.1。③液相方法。色谱柱的选择比较多样，常见的 C18 色谱柱即可。由于其极性小，色谱保留较强，出峰时间会较晚。流动相可以是甲醇和水，但需要在两项中均加入甲酸，酸的引入会大大提高色谱分离度。有的方法也使用甲醇与二氯甲烷做流动相，或者用甲醇和异丙醇：正己烷（50∶50，*v/v*）做流动相使用，其效果是加强维生素 K 在液相系统中的溶解度和提高分离度。

（3）注意事项：维生素 K 暴露在紫外线下是不稳定的，因此在分析过程中应采取措施尽量减少暴露在强光源下。在分析之前必须从样品提取物中去除其他脂质。样品净化不完全或色谱分离系统维护不当，造成维生素 K$_1$ 测定选择性差，出现结果错误升高。

5. 参考范围

血清维生素 K$_1$（≥ 18 岁）：0.10~2.20 ng/mL。

来　自：https://www.mayocliniclabs.com/test-catalog/overview/42364#Clinical-and-Interpretive。

血清维生素 K$_2$：0.011~0.109 ng/mL（本实验室自建）。

二、水溶性维生素

水溶性维生素是可溶于水而不溶于非极性有机溶剂的一类维生素，主要包括维生素 C 和 B 族维生素。B 族维生素主要包括维生素 B$_1$（硫铵）、维生素 B$_2$（核黄素）、维生素 B$_3$（烟酸）、维生素 B$_5$（泛酸）、维生素 B$_6$（吡哆醇）、维生素 B$_7$（生物素）、维生素 B$_9$（叶酸）、维生素 B$_{12}$（钴胺素）（图 3-18）。

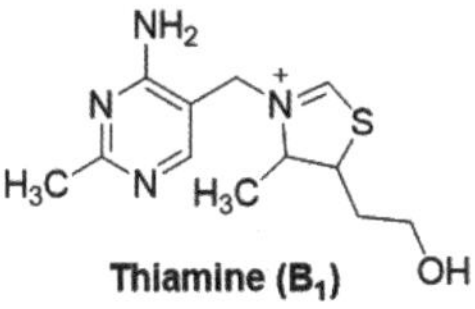

Thiamine (B$_1$)

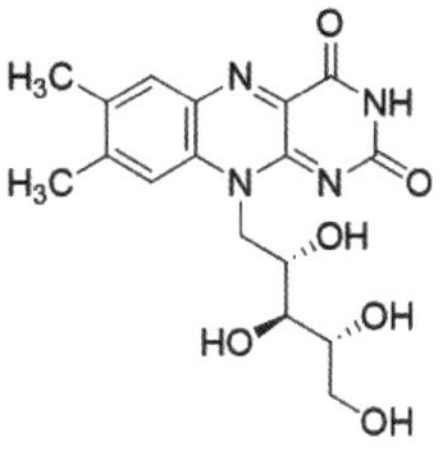

Riboflavin (B$_2$)

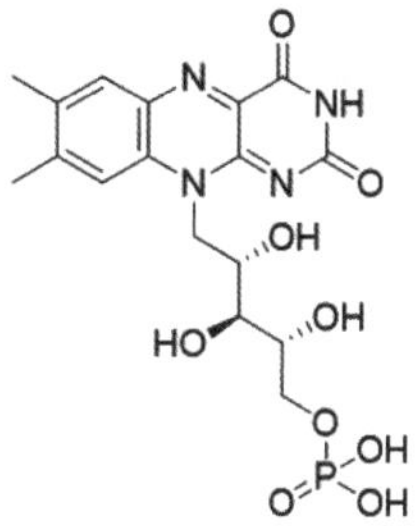

FMN
Flavin mononucleotide

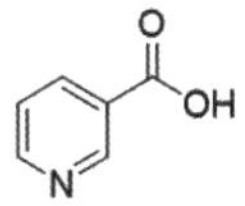

Nicotinic acid (B$_3$)

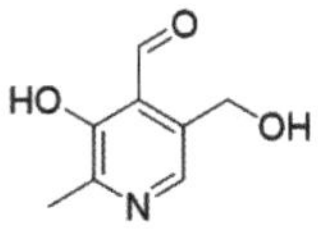

Pyridoxal (B$_6$)

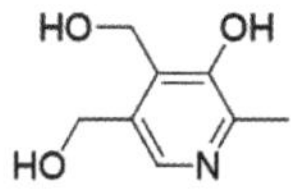

Pyridoxine (B$_6$)

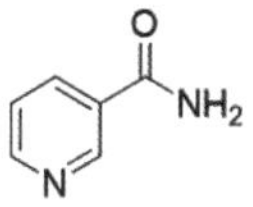

Nicotinamide (B$_3$)

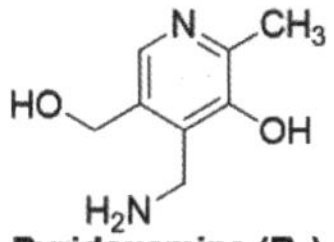

Pyridoxamine (B$_6$)

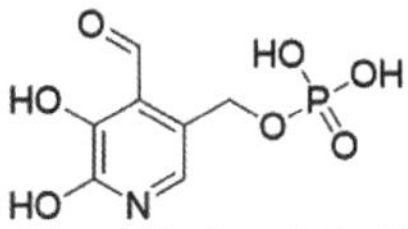

Pyridoxal 5'-phoaphate (B$_6$)

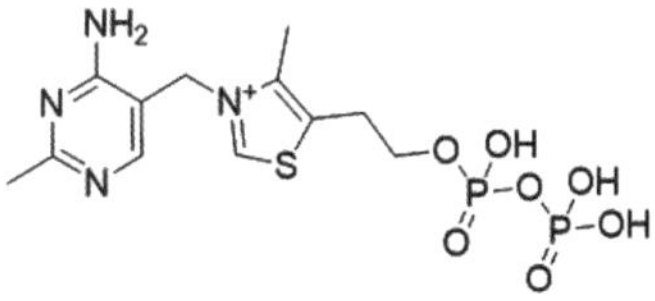

TPP
Thiamine pyrophosphate

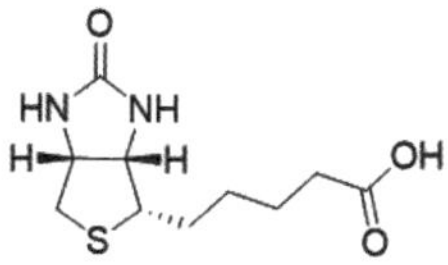

Biotin

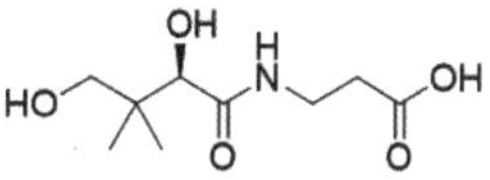

Pantothenic acid (B$_5$)

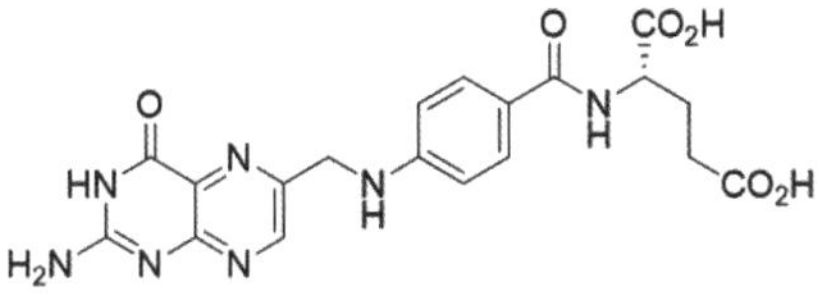

folic acid (B$_9$)

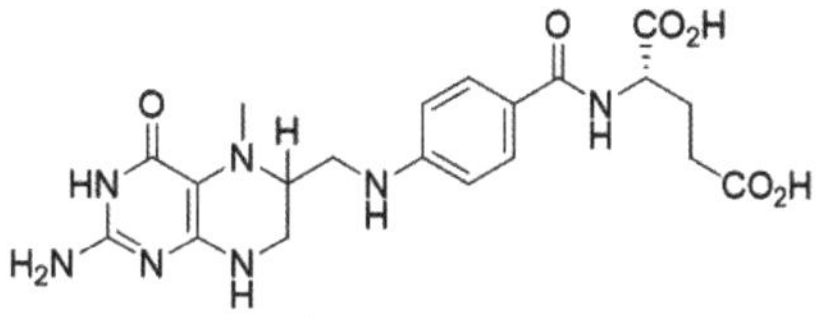

5MTHF
5-methyl-tetrahydrofolate

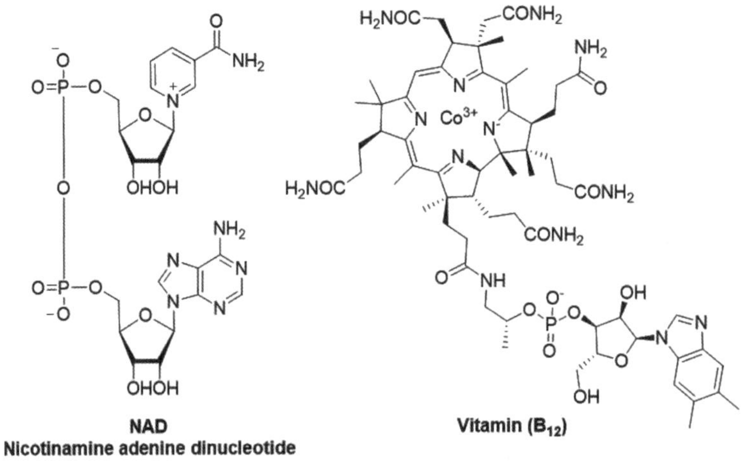

NAD
Nicotinamide adenine dinucleotide

Vitamin (B$_{12}$)

图 3-18　B 族维生素分子结构

与脂溶性维生素不同，水溶性维生素在人体内储存较少，从肠道吸收后进入人体的多余水溶性维生素大多从尿中排出。水溶性维生素几乎无毒性，摄入量偏高一般不会引起中毒现象，若摄入量过少则较快出现缺乏症状。这类维生素的分子包含碳、氢和氧元素，有些还含有氮、硫或钴等元素。

所有水溶性维生素都是重要代谢酶的辅酶，对维持细胞代谢和细胞稳态至关重要。维生素 B$_1$、B$_3$、B$_6$ 和 B$_7$ 参与葡萄糖代谢，包括糖酵解、戊糖途径、糖原分解和葡萄糖生成。脂肪酸的合成和降解需要维生素 B$_2$、B$_3$ 和 B$_5$。同时，氨基酸的降解需要维生素 B$_3$、B$_6$、B$_9$ 和 B$_{12}$。三羧酸（TCA）循环和氧化磷酸化在线粒体中进行，并在特定步骤中利用维生素 B$_1$、B$_2$、B$_3$、B$_5$ 和 B$_7$。通常情况下，多种维生素参与同一代谢过程。烟酰胺、5′-磷酸吡哆醛、泛酸、核黄素、生物素和 5- 甲基四氢叶酸参与神经传递、脂肪酸合成、氧化/还原反应或单碳代谢。例如，当丙酮酸脱氢酶催化丙酮酸生成乙酰辅酶，参与这一步骤的 5 种辅酶中有 4 种是维生素，包括维生素 B$_1$、B$_2$、B$_3$ 和 B$_5$。任何一种维生素的缺失都可能致 TCA 循环功能失调。

几乎所有的 B 族维生素都直接或间接地参与了一碳代谢，蛋氨酸循环产生的甲基供体可以维持癌细胞特有的组蛋白模式，研究以这些关键代谢成分为靶点的癌症治疗药物。一碳代谢在生成 S- 腺苷蛋氨酸（SAM）形式的甲基供体方面起着核心作用，SAM 是 DNA、RNA、组蛋白和蛋白质甲基转移酶利用的唯一甲基供体。甲基化对许多细胞过程至关重要，包括蛋白质与蛋白质的相互作用和表观遗传调节，这在胚胎发育、认知功能和造血中具有重要作用。此外，B 族维生素的摄取和平衡发生紊乱，导致一碳代谢中间物的缺乏或过剩，可导致神经系统缺陷、贫血、免疫反应异常和癌症。

（一）维生素 B_1

1. 维生素 B_1 的结构、来源与代谢

维生素 B_1 又称硫胺素（thiamine），是二磷酸硫胺素 (ThDP) 的前体。化学结构是由氨基嘧啶环和噻唑环通过亚甲基桥连接而成的季铵类化合物。噻唑环 C_5 处有一个伯醇侧链，在体内可被磷酸化生成硫胺素磷酸酯，其中最常见的是二磷酸硫胺素 (TDP)，此外还有单磷酸硫胺素 (TMP) 和三磷酸硫胺素（TTP）。维生素 B_1 是一种必需的维生素，存在于所有具有营养价值的食物中，包括全谷物、面包、坚果、种子、猪肉和豆类等。人体中的维生素 B_1 主要来自饮食，但体内储存有限，平均成年人的总维生素 B_1 库为 30 mg。为了维持这个库，每天需要摄入 0.5 mg 维生素 B_1，按每 1000 kcal 的摄入量计算。由于维生素 B_1 的储存时间相对较短，如果摄入受限，轻度缺乏可能在 10 天内发生，更严重的缺乏可能在 21 天内发生。

TDP 是维生素 B_1 的活性形式，参与碳水化合物、脂肪和酒精代谢；TDP 还参与神经系统的功能，如能量产生和脂质和乙酰胆碱的生物合成；TDP 参与离子通道的调节，TDP 作为蛋白质磷酸化的磷酸盐供体，参与细胞信号的传导。

2. 维生素 B_1 检测标志物

（1）全血维生素 B_1：血浆中含有的维生素 B_1 不到血液的 10%，循环血液中的 TDP 存在于红细胞中，因此全血维生素 B_1 检测优于血清或血浆维生素 B_1，液相色谱-串联质谱法分析全血中 TDP 是测定总储藏量的可靠指标，是评估维生素 B_1 状态最灵敏、特异和精确的方法。

（2）血清维生素 B_1：血清维生素 B_1 的水平反映了近期的摄入量，而不是对维生素 B_1 总储存量的评估。因此血清或血浆中维生素 B_1 水平的敏感性和特异性较差。

3. 维生素 B_1 检测的临床解释

维生素 B_1 是一种中枢代谢的辅酶，维生素 B_1 缺乏相关症状包括：①视神经病变，导致视物模糊、视力损失和视力范围缩小。②周围神经病变，导致步态不稳、跌倒和行走困难。③神经系统疾病，如 Wernicke-Korsakoff 综合征，以意识混乱、记忆力丧失和步态障碍为特征。④脑病变。⑤严重的维生素 B_1 缺乏会导致充血性心力衰竭、酮酸中毒，可导致昏迷和危及生命等。维生素 B_1 缺乏是一种可治疗但常被低估的疾

病，需要提高对其可能性的警觉水平，以识别、干预和预防其严重后果。

4. 维生素 B_1 检测

（1）检测方法：LC-MS/MS 分析全血中的 TDP 是评估维生素 B_1 状态的最佳方法。前处理方法：是蛋白沉淀法。

（2）样本采集、运送要求：全血样本采集建议采用 EDTA 抗凝管；采血后将标本立即置于避光容器中运送，以防光照分解。

患者准备：采集前禁食 12~14 小时，婴儿在下一次喂食前采集样本。

（3）样本稳定性及保存：维生素 B_1 在室温下可稳定 72 小时，分析物在 -70 ℃下稳定至少 7 个月；在高温下不稳定；在酸性 pH 值下稳定，但在碱性溶液中不稳定。将全血转移至棕色小瓶或试管中，并在采集后 24 小时内冷冻。

（4）参考范围：全血维生素 B_1 70~180 nmol/L。

数据来自 https://www.mayocliniclabs.com/test-catalog/Overview/42356#Clinical-and-Interpretive。

（二）维生素 B_2

1. 维生素 B_2 的结构、来源及代谢

维生素 B_2 也称为核黄素（riboflavin），分子结构为 7,8- 二甲基 -10- 核糖基异咯嗪，分子量 376.4 g/mol。维生素 B_2 存在于鸡蛋、坚果、乳制品、肉类、西兰花、啤酒酵母、芽甘蓝、小麦胚芽、野生大米、蘑菇、大豆、绿叶蔬菜、全谷物和浓缩谷物和面包中。维生素 B_2 也会影响叶酸、烟酸和维生素 B_6 等其他维生素的代谢。

膳食中的大部分维生素 B_2 是以黄素单核苷酸（FMN）和黄素腺嘌呤二核苷酸（FAD）辅酶形式与蛋白结合存在。FMN 和 FAD 的蛋白结合物经胃酸水解为维生素 B_2 后才能被人体胃肠吸收。维生素 B_2 一旦被吸收，可转化为 FMN 和 FAD，通过核黄素转运蛋白 1（riboflavin transporter 1，RFT1）转运到血流中；核黄素转运蛋白 2（RFT2）分布到全身的组织中包括大脑、内分泌组织、肝脏和肌肉等。核黄素转运蛋白 3（RFT3）在胃肠道中表达，介导主动运输和吸收维生素 B_2。FMN 和 FAD 作为催化酶的辅因子参与细胞能量代谢。当维生素 B_2 到达靶细胞后，通过核黄素激酶（recombinant riboflavin kinase, RFK）转化为活性形式 FMN，再通过 FAD 合酶（FADS）转化为 FAD。FMN 和 FAD 均可通过线粒体叶酸转运体（mitochondrial folate transporter, MFT）在线粒体内运输，参与线粒体的能量代谢（图 3-19）。维生

素 B₂ 能帮助身体代谢碳水化合物、蛋白质和脂肪，还能增强其他几种 B 族维生素的功能。

2. 维生素 B₂ 检测标志物

（1）测量血浆维生素 B₂。

（2）测定红细胞谷胱甘肽还原酶激活系数（EGRAC），EGRAC 是添加辅助因子 FAD 和不添加辅助因子 FAD 时测定的酶活性之间的比率。

（3）测定尿维生素 B₂ 排泄量。

3. 维生素 B₂ 检测的临床解释

引发维生素 B₂ 缺乏症因素：①摄入量普遍不足和吸收效率降低。②罕见的先天代谢错误，主要涉及维生素 B₂ 转运蛋白功能丧失。

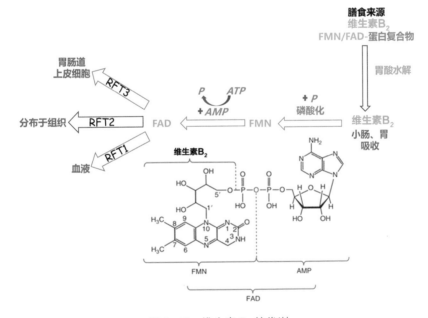

图 3-19 维生素 B₂ 的代谢

维生素 B₂ 膳食摄入不足症状包括喉咙痛、口唇角化病（唇部损伤）、口角炎（口角处损伤）、舌炎（裂纹和品红色舌头）、角膜血管化、脱皮和正细胞、正色素贫血等。严重的维生素 B₂ 缺乏可能影响维生素 B₆ 向其辅酶的转化，以及色氨酸向烟酸的转化。核黄素转运蛋白功能丧失，导致功能性维生素 B₂ 缺乏。其中许多病例表现出神经退行性特征。维生素 B₂ 缺乏和其他 B 族维生素缺乏与抑郁和认知功能变化有关。研究表明，老年人补充维生素 B₂ 可以作为神经保护剂，预防痴呆、帕金森病和阿尔茨海默病等疾病。运动员和高运动量的人维生素 B_2 缺乏症的风险升高，因增加体力活动期间发生的代谢应激引起的维生素 B_2 水平波动。

4. 维生素 B_2 检测

（1）检测方法：LC-MS/MS 分析血浆 riboflavin 是评估维生素 B_2 缺乏症的最佳方法。前处理方法：是蛋白沉淀法。

（2）样本采集、运送要求：建议采用肝素锂或 EDTA 抗凝管；维生素 B_2 对可见光敏感，采血后将标本立即置于棕色容器中避光运送，以防光照分解。

（3）患者准备：采集前禁食 12~14 小时，特别是患者正在口服或肠外补充维生素 B_2，应在补充后至少 8 小时进行采样，婴儿在下一次喂食前采集样本。

（4）参考范围：血浆 riboflavin：1~19 μg/L；血浆浓度低于 1μg/L 则为显著降低。

来　自 https://www.mayocliniclabs.com/test-catalog/overview/42363#Clinical-and-Interpretive。

（三）维生素 B_3

1. 维生素 B_3 的结构、来源和代谢

维生素 B_3 又称为烟酸（niacin），是一组分子结构为 3- 羧酸吡啶或 3- 酰胺吡啶及其衍生物，主要包括烟酰胺（nicotinamide, NAM）和烟酸（nicotinic acid amide, NA），是烟酰胺腺嘌呤二核苷酸（NAD）和烟酰胺腺嘌呤二核苷酸磷酸（NADP）的前体。NAD/NADP 广泛存在于细胞内，在许多氧化还原反应中作为脱氢酶的辅酶参与能量代谢。许多食物中含维生素 B_3，包括鱼、肉、蛋、全谷物、蔬菜、坚果和酵母食物等。在植物食品中尤其是谷类，主要以 NA 的形式存在，通常与蛋白质、糖肽或多糖结合，人体利用率低，食品加工 (碱性处理) 可提高谷物中烟酸的生物利用度。在动物性食品中 NAM 是主要形式。烟酰胺核苷来源于牛奶。此外，烟酸被归类为半必需维生素，因为它可以通过人体内氨基酸色氨酸的内源性形成。

膳食中的 NAD 和 NADP 被胃肠黏膜中的酶水解后，释放出烟酸、烟酰胺、烟酰胺核苷等被胃和肠道吸收，一旦进入血液、肾脏、大脑和肝脏细胞，烟酸和烟酰胺都会转化为 NAD 形式。肝脏是烟酸代谢的中心，例如，由色氨酸合成大部分 NAD 并转化为代谢物也是在肝脏中进行的。烟酸代谢物的排泄途径为尿液。NAD(H) 和 NADP(H) 参与细胞内的能量代谢和各种氧化还原反应。NAD^+ 作为酶的底物，参与控制 DNA 修复、转录调节、昼夜节律、线粒体稳态和钙信号。$NAD^+/NADH$ 对介导

电子传递链至关重要，而电子传递链促进了线粒体中的氧化磷酸化（图3-20）。此外，NAD^+作为嘌呤P2Y受体的配体，参与调节内脏平滑肌和免疫细胞的活动。因此，细胞中的能量代谢主要由维生素B_3衍生的辅助因子介导，并参与大多数合成代谢和分解代谢途径。由维生素B_3缺乏引起的疾病是糙皮病（皮炎、抑郁症和腹泻）和癌症。维生素B_3（烟酸形式）参与降低总胆固醇、"坏"胆固醇（如低密度脂蛋白）、甘油三酯和血脂等（图3-20）。预防缺乏烟酸所造成的糙皮病所需的生物可利用量很少，成人的平均需用量为12~15 mg/d。在细胞水平上NAD稳态的紊乱与衰老和许多代谢疾病有关。因此，目前研究热点在于利用不同形式烟酸的药理学剂量（100 mg或1000 mg/d）预防或治疗不同代谢性疾病的可能性。

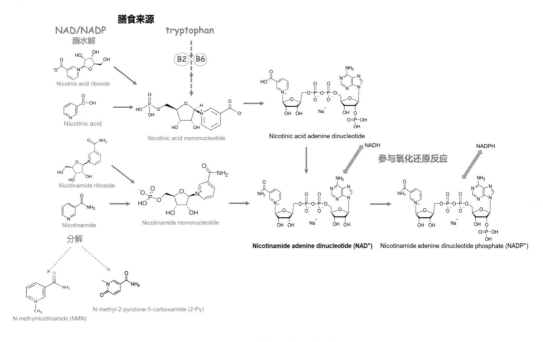

图 3-20　维生素 B_3 代谢

2. 维生素 B_3 检测标志物

（1）血浆烟酸（niacin）及代谢产物：检测血浆烟酸、烟酰胺（nicotinamide）和烟酸尿酸（nicotinuric acid）。

（2）尿烟酸排泄实验：检测尿中2种烟酰胺代谢物，包括N-甲基烟酰胺(NMN)和N-甲基-2-吡啶酮-5-甲酰胺(2-Pyr)。肝脏将任何剩余的过量烟酰胺甲基化为N-甲基烟酰胺（N-methylnicotinamide）、N-甲基-2-吡啶酮-5-羧酰胺和其他吡啶酮氧化产物，然后随尿液排出。尿液中 NMN 和 2-Pyr 的排泄比值作为评估烟酸摄入量和缺乏症风险的指标。

（3）红细胞 NAD : NADP 比值：红细胞 NAD : NADP 比值是评估烟酸状态的敏感、可靠和方便的生物标志物，是反映体内烟酸耗竭的敏感指标。红细胞 NAD 浓度对烟酸状态敏感，而 NADP 的浓度相当恒定，不受烟酸异常状态的影响，烟酸指数 NAD : NADP 低于 130，表明存在烟酸缺乏的风险。此外，代谢组学的分析可以获得更全面地评估烟酸状态的数据。

3. 维生素 B_3 检测的临床解释

维生素 B_3 缺乏的常见原因有：①烟酸或色氨酸的膳食摄入不足，风险人群包括老年人、营养不良或吸收不良的人。②严重慢性酒精中毒的营养不良患者由于大量酒精摄入影响烟酸和色氨酸的吸收，以及肝脏进一步代谢为活性维生素 B_3 化合物。③肝病也是一个危险因素，因为烟酰胺在肝脏中由色氨酸产生。④与色氨酸吸收障碍相关的遗传性疾病，如 Hartnup 病。⑤类癌综合征，一种胃肠胰神经内分泌肿瘤，消耗大量色氨酸导向合成血清素。⑥各种药物（例如异烟肼、氯霉素、氟尿嘧啶、巯基嘌呤）影响。

维生素 B_3 缺乏主要严重影响对能量需求高的组织。因此，皮肤、胃肠道和大脑受到主要影响，其他器官系统的功能，如骨髓和心脏，也可能受损。严重的维生素 B_3 缺乏表现为一种明显的临床综合征，称为糙皮病，临床特征为"三 D"：皮炎（dermatitis）、腹泻（diarrhea）和痴呆（dementia）；如果及时不治疗，将导致死亡。

烟酰胺浓度低于确定的参考范围表明存在缺乏。成年人的烟酸通常以 NMN 或 2-Pyr 的形式排泄。因此，尿液中 NMN 和 2-Pyr 的排泄比值可以评估烟酸摄入量和缺乏症风险。研究表明，烟酸缺乏患者尿 2-Pyr 的排泄量显著低于正常人，而尿 NMN 的排泄量显著高于正常人。

4. 维生素 B_3 检测

（1）检测方法：LC-MS/MS 检测血浆烟酸、烟酰胺和烟酸尿酸；前处理方法：蛋白沉淀法。

（2）样本采集、运送要求：建议采用 EDTA 抗凝管；血浆 2 小时内离心分离。

（3）患者准备：采集前禁食 4~8 小时。

（4）参考范围：

血浆烟酸（nicotinic acid，niacin）cutoff 值：<5.0 ng/mL；

血浆烟酰胺（nicotinamide）：5.0~48.0 ng/mL；

血浆烟尿酸（nicotinuric acid）cutoff 值：<5.0 ng/mL。

来　自 https://www.mayocliniclabs.com/test-catalog/overview/604987#Clinical-and-Interpretive。

（四）维生素 B_5

1. 维生素 B_5 的结构、来源与代谢

维生素 B_5 又称泛酸（pantothenic acid），是辅酶 a（CoA）的前体。CoA 是人体代谢反应(如克雷布斯循环、脂肪酸代谢和氧化)所必需的，主要被身体用于能量代谢。泛酸存在于各种植物和动物性食物中，含量较高的食物包括猪肉、某些蔬菜、牛肉、全谷物和鸡肉。

维生素 B_5 和 C 反应蛋白（CRP）水平、低密度脂蛋白胆固醇（LDL-C）和甘油三酯(TG)水平负相关。维生素 B_5 的摄入可能与认知障碍患者大脑淀粉样 β 肽（Aβ）沉积增加有关。此外，一项前瞻性研究发现，维生素 B_5 摄入量增加与 DNA 损伤率增加之间存在显著关联，DNA 损伤率是癌症高风险的生物标志物。因此，现有证据表明，维生素 B_5 对健康的影响具有双重性，这取决于所涉及的疾病和病理生理过程。因此，对不同疾病的患者确定维生素 B_5 水平的最佳范围，以最大程度地发挥其益处并降低潜在风险，具有重要意义。

2. 维生素 B_5 检测标志物

（1）尿液维生素 B_5 浓度是最可靠的指标，与饮食摄入量密切相关。研究表明在典型的美国饮食中，尿中泛酸的排泄率约为 2.6 mg/d。每天泛酸的排泄少于 1 mg 提示缺乏。

（2）全血泛酸浓度与泛酸摄入量相关，但测量全血泛酸需要酶预处理才能从 CoA 中释放游离泛酸。泛酸的正常浓度范围为 1.6~2.7 mmol/L，浓度低于 1mmol/L 提示缺乏。

（3）血清泛酸检测。

3. 维生素 B_5 检测的临床解释

几乎所有食物中都含有一些泛酸，缺乏泛酸的情况很少见。严重营养不良和服用泛酸代谢拮抗剂的人群可能引起泛酸缺乏。此外，泛酸激酶 2（PANK2）基因突

变导致的一种罕见的遗传性疾病—泛酸激酶相关神经变性（PKAN），可能降低泛酸向 CoA 的转化，从而降低 CoA 水平。临床表现包括肌张力障碍、痉挛和色素视网膜病变。疾病进展迅速，可导致严重的残疾和功能丧失。

血浆或血清泛酸检测的意义在于监测循环中的泛酸水平升高与疾病的关系。根据现有的研究，维生素 B_5 是一把双刃剑。在 2 型糖尿病患者中，血清维生素 B_5 水平明显升高，其身体质量指数（BMI）增高，这可能与胰岛素抵抗有关。在神经退行性疾病中循环维生素 B_5 水平升高，认知能力下降概率较大。在有认知障碍的病人中，维生素 B_5 的摄入量可能与大脑淀粉样蛋白 β 肽（Aβ）增加有关。维生素 B_5 摄入量的增加与 DNA 损伤率的增加之间存在明显的关联，这是一个较高癌症风险的生物标志物。维生素 B_5 的水平取决于疾病和所涉及的病理生理过程，确定不同疾病患者维生素 B_5 水平的最佳范围非常重要。

4. 维生素 B_5 检测

健康人的泛酸状态不做常规测定。微生物生长测定、动物生物测定和放射免疫测定可用于测定血液、尿液和组织中的泛酸浓度。

（1）检测方法：LC-MS/MS 法。

（2）样本采集、运送要求：建议采用血清分离管；血清分离后冷冻避光保存。

（3）参考范围：

血清泛酸：

> 10 岁：37~147 μg/L；

1 岁 ~10 岁：3.45~229.2 μg/L；

≤ 1 岁：3.45 ~825 μg/L。

来　自 https://www.mayocliniclabs.com/test-catalog/overview/57394#Clinical-and-Interpretive。

（五）维生素 B_6

1. 维生素 B_6 的结构、来源与代谢

维生素 B_6 是 6 种化学结构类似的化合物总称，其核心是都含有一个吡啶环，区别在于吡啶的 4 位上有一个可变基团。含一个氨基甲基的是吡哆胺（pyridoxamine, PM），含一个羟基甲基的是吡哆醇(pyridoxine PN)，含一个醛基的是吡哆醛(pyridoxal, PL)。PM、PN 和 PL 被磷酸化后可以作为辅助因子发挥作用，其中 5- 磷酸吡哆醛

（pyridoxal 5-phosphate, PLP）是维生素 B_6 的活性形式，参与了合成、分解代谢和各种氨基酸相互转化等 100 种不同的酶促反应。PLP 和少量的 PMP 存在于动物源性食物中，而植物性食物则更富含 PN、PNP 和 PN 葡萄糖苷 (PNG)。人体摄入维生素 B_6 后，肠道参与膳食维生素向循环 PL 的转化。

维生素 B_6 主要在空肠被吸收。食物中维生素 B_6 主要以 PN、PLP 和 PNP 的形式存在。动物来源的 PLP 和 PNP 在小肠腔中必须先经非特异磷酸酶去磷酸化。食物中的 PLP、PNP 和 PMP 被锚定在肠细胞膜上的组织特异性肠磷酸酶 (intestinal phosphatase, IP) 去磷酸化。植物来源的 PNG 由葡萄糖苷酶 (glucosidase) 水解为 PN。PL、PN 和 PM 被小肠吸收，通过门静脉循环运送到肝脏，PL、PN 和 PM 经过吡哆醛激酶（PLK）转化为各自的磷酸化形式；在肝细胞内，磷酸吡哆醇氧化酶（PNPO）需要黄素单核苷酸 (FMN) 参与将 PNP 和 PMP 氧化形成 PLP，白蛋白与 PLP 结合释放到循环中（图 3-21）。PLP 与白蛋白的结合可以保护辅因子免受水解和其他反应。

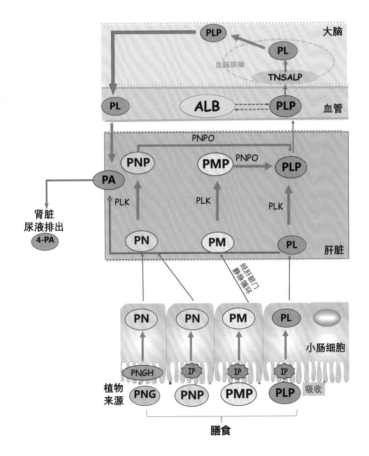

图 3-21 维生素 B_6 在不同组织中的代谢图

循环中约 60% 的维生素 B_6 以白蛋白结合的 PLP 形式存在，其余部分为 PN、PM 和 PL。PLP 以及所有其他维生素 B_6 降解的主要产物是 PA，最终通过肾脏以 4- 吡哆酸 (4-pyridoxic acid, 4-PA) 排出体外。循环中 PLP 被组织非特异性碱性磷酸酶 (TNSALP) 去磷酸化，生成 PL 进入细胞并通过血脑屏障。在大脑细胞，PL 被 PLK 重新转化为 PLP，PLP 作为辅助因子参与许多生化反应。

2. 维生素 B_6 检测标志物

单一的标志物不能充分反映维生素 B_6 的状态，组合检测是最好的方法。

（1）血浆 PLP 和 PA 的浓度。

（2）尿液或血浆中的代谢物 4-PA。

（3）红细胞转氨酶（天冬氨酸和丙氨酸）的活性和激活系数。

（4）色氨酸负荷代谢物排泄试验。

3. 维生素 B_6 检测的临床解释

维生素 B_6 是细胞代谢中重要的化合物，在大约 150 种不同的酶活性中作为辅酶，催化关键的代谢反应，如胺和氨基酸的合成、转化和降解、一碳单位的供应、转硫、四吡啶化合物（包括血红素）和多胺的合成以及神经递质的合成和代谢。

维生素 B_6 缺乏是灼口综合征的潜在原因，也是腕管和跗骨管综合征等神经系统疾病的重要风险因素。慢性进行性神经压迫障碍患者可能缺乏维生素 B_6，应进行评估。维生素 B_6 缺乏与皮肤脱屑、严重牙龈炎、易怒、虚弱、抑郁、头晕、周围神经病变和癫痫发作等症状有关。在儿科人群中，缺乏的特点是腹泻、贫血和癫痫发作。

4. 维生素 B_6 检测

（1）检测方法：LC-MS/MS 检测；前处理方法用三氯乙酸或高氯酸进行脱蛋白处理，可以提取游离以及蛋白质结合的形式。

（2）样本采集、运送要求：建议采用肝素锂管；由于维生素 B_6 是光敏的，采血后将标本立即置于棕色容器中避光运送，以防光照分解；采集后 2 小时内用 4℃ 离心，血浆分装在棕色管中并立即冷冻。

（3）患者准备：过夜禁食 12~14 小时（婴儿在下次喂食前收集标本）；采集标本前 24 小时，患者不得服用复合维生素或维生素补充剂。

（4）参考范围：

血浆 5- 磷酸吡哆醛：5~50 μg/ L；

血浆吡哆酸：3~30 μg/ L。

来 自 https://www.mayocliniclabs.com/test-catalog/overview/42360#Clinical-and-Interpretive。

（六）维生素 B_9

1. 维生素 B_9 的结构、来源和代谢

维生素 B_9 又名叶酸，是与蝶酰谷氨酸（pteroylgglutamic）结构相似、生物活性相同的一类化合物的统称。其结构主要包含三个成分：蝶啶（pteridinenucleus）、对氨基苯甲酸（p-aminobenzoicacid, PABA）和谷氨酸，其中蝶啶环通过亚甲基桥与对氨基苯甲酸（PABA）结合，PABA 通过 γ - 肽与一个或多个谷氨酸相连。叶酸广泛存在于多种食物中，其中深绿色多叶蔬菜、坚果、豆类、乳制品、肉类、家禽、谷物和青菜芽中的叶酸含量最高。

食物来源的叶酸大都为多聚谷氨酸盐形式，多谷氨酸叶酸不易被小肠吸收，必须经小肠黏膜细胞分泌的 γ - 谷氨酸酰基水解酶分解为单谷氨酸叶酸才能被吸收。在进入血液之前，二氢叶酸还原酶（dihydrofolate reductase, DHRF）先将单谷氨酸叶酸还原为二氢叶酸（dihydrofolic acid, DHF），再还原为代谢活性形式四氢叶酸（tetrahydrofolate, THF）。THF 在丝氨酸羟甲基转移酶（serine hydroxymethyltransferase, SHMT）的作用下活化为 5,10- 亚甲基四氢叶酸（5,10-methylenetetrahydrofolate, 5,10-MTHF），在亚甲基四氢叶酸还原酶（5,10-methylenetetrahydrofolate reductase, MTHFR）的作用下继而转化为 5- 甲基四氢叶酸（5-methyltetrahydrofolate, 5-MTHF）。血清叶酸几乎完全以 5-MTHF 的形式存在（图 3-22）。每天吸收的叶酸约 20% 来自膳食；其余由肠道微生物合成。血清叶酸水平通常在减少膳食叶酸摄入几天后下降，正常组织储备存在的情况下可能会低。红细胞叶酸水平不太受短期膳食变化的影响。

叶酸作为一碳单位的载体为核苷酸的生物合成、氨基酸的代谢和 DNA 的甲基化提供单碳基团，这一过程主要通过叶酸循环（folate cycle）和甲硫氨酸循环（methionine cycle）进行调节。涉及卟啉、胸腺嘧啶、嘌呤、谷胱甘肽（GSH）和 S- 腺苷甲硫酸（SAM）等的合成，这些是蛋白质、脂质、核酸和其他辅因子合成的重要前体。在叶酸循环中，食物中的叶酸被逐步水解为 THF，进而生成 5,10-MTHF，这一过程需要 B_6 作为辅酶，5,10-MTHF 则在胸苷酸合成酶（TS）的作用下，将甲基转移到

dUMP 上，形成 dTMP，同时再生 DHF 进入循环。此过程对于细胞分裂和组蛋白去甲基化至关重要。同时，5,10-MTHF 也在 MTHFR 的作用下以 B_2 为辅酶生成 5-MTHF，继续参与蛋氨酸循环。在蛋氨酸循环中，5-MTHF 在蛋氨酸合成酶（MS）和 B_{12} 辅酶的作用下，提供甲基给同型半胱氨酸，生成蛋氨酸。蛋氨酸进一步生成甲基供体 S-腺苷蛋氨酸（SAM），参与多种生物合成和甲基化反应（图 3-22）。由于一碳代谢对细胞生存和增殖至关重要，它受到严格的内部调节。任何叶酸或甲硫氨酸循环中的干扰都可能导致基因组活动的改变，最终影响细胞的功能，甚至导致癌变。

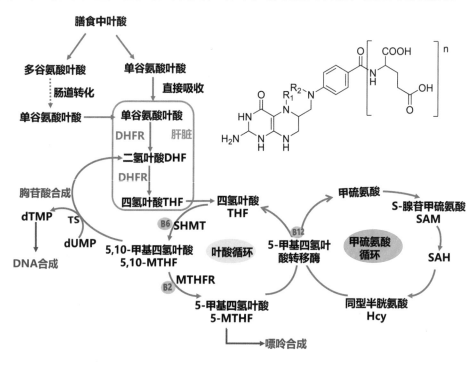

图 3-22　叶酸的吸收和代谢

2. 维生素 B_9 检测标志物

（1）血清叶酸浓度：血清叶酸浓度高于 3 ng/mL 表示体内叶酸含量充足。然而，血清中的叶酸水平易受近期饮食摄入量的影响，所以血清叶酸不能反映长期的状况。

（2）红细胞叶酸浓度：有助于确认长期缺乏的情况，因此是衡量叶酸组织储存和长期状态的生物标志物，浓度高于 140 ng/mL 时，表明叶酸摄入充足。血清或红细胞叶酸浓度和代谢功能指标的结合也可用于评估叶酸状态。

（3）血浆同型半胱氨酸浓度：一个常用的评估叶酸状态的功能指标。当人体因缺乏 5-MTHF 而不能将同型半胱氨酸转化为蛋氨酸时，同型半胱氨酸水平会上升。

然而，同型半胱氨酸水平并不是一个高度特异的叶酸状态指标，易受肾功能障碍和维生素 B_{12} 和其他微量元素的缺乏等因素影响。

3. 维生素 B_9 检测的临床解释

叶酸缺乏最常见的原因有：①饮食摄入不足，最常见于孕妇或酗酒者；②人类肠道细菌能合成叶酸，故一般不易缺乏，当吸收不良、代谢失常或长期使用肠道抑菌药物时可造成叶酸吸收减少和（或）丢失增加，如炎症性肠病（inflammatory bowel disease, IBD）患者；③过度利用，例如肝病、溶血性疾病和恶性肿瘤患者；④药物影响，如柳氮磺吡啶或甲氨蝶呤会加剧叶酸缺乏，因此对于接受柳氮磺吡啶或甲氨蝶呤治疗的患者；⑤先天代谢错误，例如二氢叶酸还原酶缺乏、甲基转移酶缺乏、5,10- 甲烯四氢叶酸还原酶缺乏和四氢叶酸甲基转移酶缺乏等。叶酸缺乏可能导致疾病如大细胞性贫血、巨幼细胞性贫血，以及与神经和精神相关的障碍，对于孕妇来说，还可能增加胎儿神经管缺陷和自然流产的风险。

血浆叶酸的水平和同型半胱氨酸浓度通常呈负相关。正常的叶酸代谢通常会降低血液中同型半胱氨酸的浓度，同型半胱氨酸水平与叶酸的消耗呈负相关，在叶酸摄入量超过 400 µg/d 时达到稳定基线水平。因此血液中同型半胱氨酸的水平升高也侧面反映了叶酸的缺乏。叶酸摄入量低以至引起血浆同型半胱氨酸水平升高的现象在普通人群（尤其是适量饮酒人群）中相对普遍。研究表明，2/3 的同型半胱氨酸水平升高患者的叶酸、维生素 B_{12} 或 5- 磷酸吡哆醛（维生素 B6 的辅酶形式）血浆浓度低于正常人。

4. 维生素 B_9 检测

（1）检测方法： LC–MS/MS 检测。

（2）样本采集、运送要求：建议采用促凝管；采集后 2 小时内离心血清。

（3）患者准备：患者应禁食 8 小时后采血；采集标本时接受过甲氨蝶呤或其他叶酸拮抗剂的患者检测结果可能受干扰。

（4）参考范围：

血清叶酸： ≥ 4 µg/L；

提示叶酸缺乏： < 4µg/L。

来　自 https://www.mayocliniclabs.com/test-catalog/overview/9156#Clinical-and-Interpretive。

（七）维生素 B_{12}

1. 维生素 B_{12} 的结构、来源及代谢

维生素 B_{12} 又称氰钴胺素（cobalamins, Cbl），是红细胞生成和代谢所需的甲基化过程所必需的，也是参与甲基丙二酸 (MMA) 和同型半胱氨酸代谢相关酶的辅助因子。维生素 B_{12} 是自然界产生的结构最复杂的小分子之一，以钴原子为中心结合 4个吡咯环，上轴钴原子和核苷酸侧链组成，下轴 5,6- 二甲基苯咪唑核糖体与钴原子相连 (见图 3-23)。主要的膳食来源是肉和肉制品、乳制品、鱼和贝类以及强化的即食谷物。动物产品摄入量较低的人群可能会导致维生素 B_{12} 缺乏。

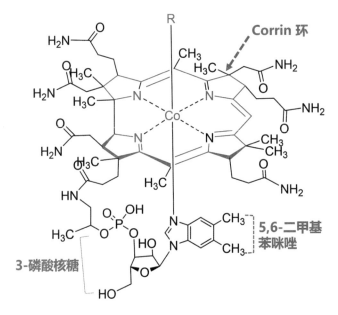

图 3-23　维生素 B_{12} 结构图

膳食维生素 B_{12} 通常与蛋白紧密结合。进入人体后在胃酸和胃蛋白酶作用下释放出来。游离的维生素 B_{12} 与转钴蛋白结合进入十二指肠，转钴蛋白被胰酶消化。释放的维生素 B_{12} 又与内因子（intrinsic factor, IF) 结合，维生素 B_{12}-IF 复合物到达回肠远端与肠细胞膜受体结合，通过内吞进入肠上皮细胞，并被细胞内溶酶体解离释放到血液中（图 3-24）。在循环中，维生素 B_{12} 与两种转运蛋白结合，转钴蛋白 I（haptocorrin, HC）和转钴蛋白 II（transcobalamin, TC），与 TC 结合的维生素 B_{12} 能被受体介导细胞摄取，因此是生物活性部分。HC 占血浆维生素 B_{12} 的 80% ~ 94%，TC 虽占小部分，却是血浆中更重要的维生素 B_{12} 结合蛋白。甲基四氢叶酸在 5- 甲基

四氢叶酸转移酶催化下，将甲基转移给同型半胱氨酸生成蛋氨酸（图3-22）。5-甲基四氢叶酸转移酶需要维生素 B_{12} 以甲基钴胺素的形式作为辅助因子才能发挥作用。

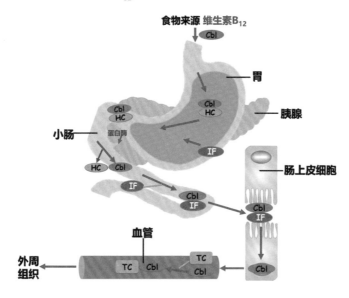

图 3-24　维生素 B_{12} 代谢图

2. 维生素 B_{12} 辅酶功能

维生素 B_{12} 有两种生理活性形式：①甲基 B_{12}，又称甲基钴胺素（methylcobalamin）。②腺苷基 B_{12}，又称腺苷钴胺素（adenosylcobalamin）。我们的身体将大部分维生素 B_{12} 以腺苷基 B_{12} 的形式储备存储在肝脏中，需要时再将其转化为甲基 B_{12}。甲基钴胺素是甲硫氨酸合成酶（MTR）的辅因子，MTR 参与细胞质中 5-甲基四氢叶酸和同型半胱氨酸转化为四氢叶酸和蛋氨酸的生化反应。当缺乏甲基钴胺素时，MTR 活性降低而导致叶酸循环和甲硫氨酸循环紊乱，导致胸苷嘧啶缺乏引起 DNA 合成的破坏，从而导致巨幼细胞性贫血等疾病，此外还影响蛋氨酸生成，而同型半胱氨酸积累，影响了髓鞘形成和许多甲基化反应。从而影响神经系统和其他器官。在线粒体中，腺苷钴胺素是甲基丙二酰辅酶 A 异构酶（MMCoAM）的辅因子，MMCoAM 负责将甲基丙二酰辅酶 A 转化为琥珀酰辅酶 A。当体内腺苷基 B_{12} 水平较低时，甲基丙二酰辅酶 A 异构酶的活性降低，甲基丙二酰辅酶 A 转化为琥珀酰辅酶 A（在卟啉合成中）受阻，导致甲基丙二酸（MMA）和上游的丙酰辅酶 A 水平会升高，进一步转化为丙酰肉碱（C3），这是新生儿筛查（NBS）中甲基丙二酸和丙酸血症（PA）的主要初级生物标志物。此外，腺苷钴胺素还是丙氨酸、苏氨酸、蛋氨酸、胸苷和异亮氨酸代谢途径中的重要中间体（图3-25）。

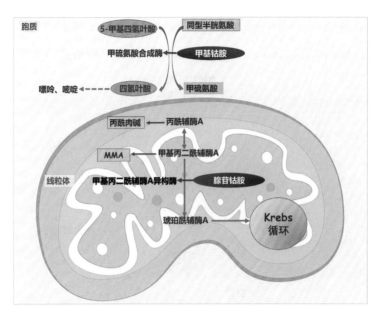

图 3-25　2 种维生素 B_{12} 辅酶功能

3. 维生素 B_{12} 检测标志物

（1）总血清 B_{12}：作为维生素 B_{12} 缺乏症的筛查指标，总体敏感性较好，但特异性较差。如果仅使用血清 B_{12} 作为筛查测试，多达 45% 的维生素 B_{12} 缺乏人群可能会被漏检。与 holoTC 或 MMA 联合使用时预测价值提高。不受最近摄入的明显影响。敏感性和特异性受到妊娠、肝病、高白细胞计数、肾病的影响。

（2）血清完全转钴蛋白（holotranscobalamin，holoTC）：B_{12} 与 TC 结合形成 holoTC，能够更有效地将维生素 B_{12} 运送到细胞。研究表明，与 TC 结合的维生素 B_{12} 是唯一能够被细胞摄取的生物活性形式。holoTC 占总血清 B_{12} 的 20%~30%，在 TC 缺乏的人中，即使血浆中总维生素 B_{12} 水平正常，也可能出现维生素 B_{12} 缺乏的症状。口服 B_{12} 后血清 holoTC 浓度的增加量可能表明维生素的吸收能力。转钴蛋白的遗传缺陷与严重的 B_{12} 缺乏有关。良好的敏感性和特异性。与维生素 B_{12} 联合使用时预测价值提高。测量血清维生素 B_{12} 的"功能"组分。反映最近吸收的维生素 B_{12}，在负平衡时下降更快。可以用作维生素 B_{12} 吸收的替代指标。

（3）血清甲基丙二酸（MMA）：维生素 B_{12} 代谢标志物，血清 MMA 浓度反映了甲基丙二酰辅酶 A 羧基转移酶在将甲基丙二酰辅酶 A 转化为琥珀酰辅酶 A 时需要的维生素 B_{12} 是否充足，是 B_{12} 储备的良好指标，维生素 B_{12} 缺乏造成 MMA 堆积，因此，高浓度的 MMA 是代谢性维生素 B_{12} 缺乏最具代表性的标志物。甲基丙二酸 (MMA) 水平升高是由参与 MMA 代谢的酶的遗传缺陷或维生素 B_{12} 的遗传性或获得性缺乏引起的。MMA 具有非常高的敏感性，受到肾功能障碍、细菌过度生长的影响，特异性适中良好。在补充维生素 B_{12} 后，7~10 天内恢复正常。

（4）血同型半胱氨酸（Hcy）：维生素 B_{12} 尤其是甲基钴胺素的缺乏引起 5- 甲基四氢叶酸转移酶活化不足，该酶将同型半胱氨酸转化为蛋氨酸，造成血浆同型半胱氨酸浓度的升高并导致甲硫氨酸合成酶功能受损，叶酸和维生素 B_{12} 缺乏都会导致血浆同型半胱氨酸升高。

4. 维生素 B_{12} 检测的临床解释

维生素 B_{12} 缺乏的高发人群包括老年人、素食主义者和纯素食者、孕妇以及维生素 B_{12} 缺乏症母亲母乳喂养的婴儿。维生素 B_{12} 摄入不足导致的维生素 B_{12} 缺乏症通常在几年后出现临床症状。然而，在维生素 B_{12} 吸收不良的情况下（例如，由于恶性贫血、食物结合的维生素 B_{12} 吸收障碍、乳糜泻、炎症性肠病和 Whipple 病），尤其是与低膳食摄入相结合的情况下，其缺乏会更快显现。维生素 B_{12} 缺乏症的其他常见原因包括遗传性疾病（TC- II 缺乏症）、严重原发性甲状腺功能减退症、某些药物的使用（如考来烯胺、二甲双胍）、使用抗酸剂、质子泵抑制剂或 H2 拮抗剂或秋水仙碱进行慢性治疗的患者以及处于慢性营养不良状态（包括酗酒）的患者。维生素 B_{12} 缺乏症通常表现为血液学(巨幼细胞性贫血)和神经系统症状(易怒、痴呆、抑郁、视觉障碍、四肢刺痛或麻木、偏执和精神病)，以及一些细胞和分子后果（细胞应激、细胞凋亡、同型半胱氨酸和甲基丙二酸的积累）。严重维生素 B_{12} 缺乏症的诊断通常基于血液学变化（平均红细胞体积升高）和血清维生素 B_{12} 浓度（ < 148 pmol/L 或 200 ng/L）。

5. 维生素 B_{12} 检测

（1）检测方法: LC-MS/MS 方法测定血清甲基丙二酸 MMA。前处理: 液液萃取法，萃取溶液为磷酸甲基叔丁醚。

（2）样本采集、运送要求：建议采用红头管；采完立即将样本放置在冰上；在采集后的 4 小时内离心并分离血浆；如果血液不能立即放置在湿冰上，请在采集后的 1 小时内离心并分离血浆。

（3）患者准备：患者应禁食 8 小时后采血；采集标本时接受过甲氨蝶呤或其他叶酸拮抗剂的患者检测结果可能受干扰。

（4）参考范围：

血清维生素 B_{12}：180-914 ng/L（来自 https://www.mayocliniclabs.com/test-catalog/

overview/9156#Clinical-and-Interpretive）；

血清甲基丙二酸：≤ 0.40 nmol/mL （来自 https://www.mayocliniclabs.com/test-catalog/overview/80289#Clinical-and-Interpretive）；

血浆钴胺、甲硫氨酸和甲基丙二酸途径筛查：各个年龄参考范围有所差异。来自 https://www.mayocliniclabs.com/test-catalog/overview/606103#Clinical-and-Interpretive。

（八）水溶性维生素的检测

LC-MS/MS 方法检测血清水溶性维生素

水溶性维生素 (water-soluble vitamins) 是可溶于水而不溶于非极性有机溶剂的含碳、氢、氧、氮、硫等元素的维生素，这类物质极性都很强。可通过在样本中加入同位素内标物后用蛋白沉淀剂提取，提取液经稀释或浓缩后用液相色谱串联质谱仪检测。通过蛋白沉淀将水溶性维生素从血清样本中提取，简单快速，加入同位素内标后，可降低基质效应和干扰，保证定量的准确性和稳定性。

在反相色谱上，极性强的物质一般没有色谱保留，在死体积时间内就流出，杂质会严重干扰目标物的检测；如若需要增强极性物质的色谱保留，需水相比例大，色谱柱应能耐大比例水相。但是像维生素 C、维生素 B_1 由于极性特别强，即使使用纯水相洗脱，在 C18 柱上也没有色谱保留。要增大这类物质的色谱保留，一种办法是在流动相或样本里加离子对试剂，但这样操作会对质谱造成不可逆的污染，会影响质谱仪负模式的灵敏度，不是一个很好的办法；另外一种办法是通过调整流动相的 pH 值，以达到改变目标物在色谱柱上的保留。在流动相中添加甲酸的时候，维生素 C、维生素 B_1 能在色谱柱的死体积之后出峰，达到色谱保留目的，与干扰物分离（大部分极性干扰物在色谱柱死体积时就流出）。当酸的浓度再加大时，色谱柱的 pH 耐受性会到极限。在流动相中添加少量挥发性盐，能改善某些维生素的峰型拖尾现象，使得峰形均匀对称。以添加甲酸和醋酸铵的甲醇和水为流动相，采用梯度洗脱的方式，在 5 分钟时间内完成多种水溶性维生素的色谱分离，保证每个维生素都有很好的信号和色谱分离。色谱分析用时短，能很大提高水溶性维生素的检测通量，提高检测效率。

质谱分析采用多反应监测模式（MRM）的方式进行定量检测。水溶性维生素用流动注射泵的方式注入质谱仪，将目标物离子化后进入质谱，在 ESI 正、负模式下对水溶性维生素进行母离子扫描，正模式母离子为 [M+H]，负模式母离子为 [M-H]。通过比对信号，发现甲基丙二酸在负模式下信号强度较好，其余水溶性维生素在正模式下信号强度好，故甲基丙二酸选用负模式扫描，其他水溶性维生素选用正模式扫描。母离子在裂解池里被碰撞裂解成子离子，通过调节碰撞能量，使子离子达到最强信号和最低干扰。通过母离子与子离子的两次选择，去除干扰离子，降低化学背景，提高灵敏度。采用 ESI 正负切换多反应监测（MRM）的扫描方式能一针进样同时检测多种水溶性维生素，检测结果准确，检测通量高。

参考文献

[1] Wu AHB, French D. Implementation of liquid chromatography/mass spectrometry into the clinical laboratory[J]. Clin Chim Acta, 2013, 420: 4–10.

[2] Cohen JB, Bancos I, Brown JM, et al. Primary Aldosteronism and the Role of Mineralocorticoid Receptor Antagonists for the Heart and Kidneys[J]. Annu Rev Med, 2023, 74: 217–230.

[3] Poznyak AV, Bharadwaj D, Prasad G, et al. Renin–Angiotensin System in Pathogenesis of Atherosclerosis and Treatment of CVD[J]. Int J Mol Sci, 2021, 22(13): 6702.

[4] Patel S, Rauf A, Khan H, et al. Renin–angiotensin–aldosterone (RAAS): The ubiquitous system for homeostasis and pathologies[J]. Biomed Pharmacother, 2017, 94: 317–325.

[5] 中华医学会内分泌学分会 . 原发性醛固酮增多症诊断治疗的专家共识 (2020 版)[J]. 中华内分泌代谢杂志 , 2020, 36(09): 727–736.

[6] Islam F, Abe I, Pillai S, et al. Editorial: Recent Advances in Pheochromocytoma and Paraganglioma: Molecular Pathogenesis, Clinical Impacts, and Therapeutic Perspective[J]. Front Endocrinol (Lausanne), 2021, 12: 720983.

[7] 中华医学会内分泌学分会 . 嗜铬细胞瘤和副神经节瘤诊断治疗专家共识 (2020 版)[J]. 中华内分泌代谢杂志 , 2020, 36(9): 737–750.

[8] Lenders JWM, Duh QY, Eisenhofer G, et al. Pheochromocytoma and paraganglioma: an endocrine society clinical practice guideline[J]. J Clin Endocrinol Metab, 2014, 99(6): 1915–1942.

[9] Gruber LM, Hartman RP, Thompson GB, et al. Pheochromocytoma Characteristics and Behavior Differ Depending on Method of Discovery[J]. J Clin Endocrinol Metab, 2019, 104(5): 1386–1393.

[10] Neumann HPH, Young WF, Eng C. Pheochromocytoma and Paraganglioma[J]. N Engl J

Med, 2019, 381(6): 552–565.

[11] Tevosian SG, Ghayee HK. Pheochromocytomas and Paragangliomas[J]. Endocrin Metlab Clin N, 2019, 48(4): 727–750.

[12] Conklin SE, Knezevic CE. Advancements in the gold standard: Measuring steroid sex hormones by mass spectrometry[J]. Clin Biochem, 2020, 82: 21–32.

[13] Stanczyk FZ, Clarke NJ. Advantages and challenges of mass spectrometry assays for steroid hormones[J]. J Steroid Biochem Mol Biol, 2010, 121(3–5): 491–495.

[14] D'aurizio F, Cant ù M. Clinical endocrinology and hormones quantitation: the increasing role of mass spectrometry[J]. Minerva Endocrinolog, 2018, 43(3): 261–284.

[15] Kushnir MM, Nelson HA, Doyle K. Clinical Utility and Analytical Aspects of Direct Measurements of Free Hormones Using Mass Spectrometry–Based Methods[J]. J Appl Lab Med, 2022, 7(4): 945–970.

[16] Ceccato F, Boscaro M. Cushing's Syndrome: Screening and Diagnosis[J]. High Blood Press, 2016, 23(3): 209–215.

[17] Thomas A, Schänzer W, Thevis M. Immunoaffinity techniques coupled to mass spectrometry for the analysis of human peptide hormones: advances and applications[J]. Expert Rev Proteomics, 2017, 14(9): 799–807.

[18] Gravitte A, Archibald T, Cobble A, et al. Liquid chromatography–mass spectrometry applications for quantification of endogenous sex hormones[J]. Biomed Chromatogr: BMC, 2021, 35(1): e5036.

[19] Taylor AE, Keevil B, Huhtaniemi IT. Mass spectrometry and immunoassay: how to measure steroid hormones today and tomorrow[J]. Eur J Endocrinol, 2015, 173(2): D1–12.

[20] Andrew R, Homer NZM. Mass spectrometry and its evolving role in assessing tissue specific steroid metabolism[J]. Biochem Soc Trans, 2016, 44(2): 645–651.

[21] Gouveia MJ, Brindley PJ, Santos LL, et al. Mass spectrometry techniques in the survey of steroid metabolites as potential disease biomarkers: a review[J]. Metabolism, 2013, 62(9): 1206–1217.

[22] El–Farhan N, Rees DA, Evans C. Measuring cortisol in serum, urine and saliva – are our assays good enough?[J]. Ann Clin Biochem, 2017, 54(3): 308–322.

[23] Roberts NB, Higgins G, Sargazi M. A study on the stability of urinary free catecholamines and free methyl-derivatives at different pH, temperature and time of storage[J]. Clin Chem Lab Med, 2010, 48(1): 81-87.

[24] Chen JF, Lin PW, Tsai YR, et al. Androgens and Androgen Receptor Actions on Bone Health and Disease: From Androgen Deficiency to Androgen Therapy[J]. Cells, 2019, 8(11): 1318.

[25] Bulsari K, Falhammar H. Clinical perspectives in congenital adrenal hyperplasia due to 11β-hydroxylase deficiency[J]. Endocrine, 2017, 55(1): 19-36.

[26] Shimba A, Ikuta K. Glucocorticoids Regulate Circadian Rhythm of Innate and Adaptive Immunity[J]. Front Immunol, 2020, 11: 2143.

[27] Cephus JY, Stier MT, Fuseini H, et al. Testosterone Attenuates Group 2 Innate Lymphoid Cell-Mediated Airway Inflammation[J]. Cell Rep, 2017, 21(9): 2487-2499.

[28] 刘李，朱岷. 11β-羟化酶缺陷症研究进展 [J]. 儿科药学杂志, 2022, 28(11): 50-54.

[29] 赵芳玉，王新玲. 17α-羟化酶缺陷症的临床研究进展 [J]. 疑难病杂志, 2018, 17(12): 1391-1394.

[30] 多囊卵巢综合征诊治路径专家共识编写组. 多囊卵巢综合征诊治路径专家共识 [J]. 中华生殖与避孕杂志, 2023, 43(4): 337-345.

[31] 中华医学会内分泌学分会. 库欣综合征专家共识 (2011 年)[J]. 中华内分泌代谢杂志, 2012, 28(2): 96-102.

[32] 中华医学会儿科学分会内分泌遗传代谢病学组. 先天性肾上腺皮质增生症 21-羟化酶缺陷诊治共识 [J]. 中华儿科杂志, 2016, 54(8): 569-576.

[33] Wang TJ, Larson MG, Vasan RS, et al. Metabolite profiles and the risk of developing diabetes[J]. Nat Med, 2011, 17(4): 448-453.

[34] Yamaguchi N, Mahbub MH, Takahashi H, et al. Plasma free amino acid profiles evaluate risk of metabolic syndrome, diabetes, dyslipidemia, and hypertension in a large Asian population[J]. Environ Health Prev, 2017, 22(1): 35.

[35] 高纯，李梦，韦军民，等. 复方氨基酸注射液临床应用专家共识 [J]. 肿瘤代谢与营养电子杂志, 2019, 6(2): 183-189.

[36] 马志军，韩连书，李水军，等. MS/MS 技术在新生儿氨基酸、有机酸及脂肪酸氧

化代谢障碍性疾病筛查中的应用共识 [J]. 检验医学 , 2019, 34(6): 479-485.

[37] Bromke MA, Krzystek-Korpacka M. Bile Acid Signaling in Inflammatory Bowel Disease[J]. Int J Mol Sci, 2021, 22(16): 9096.

[38] Chiang JYL, Ferrell JM. Bile Acids as Metabolic Regulators and Nutrient Sensors[J]. Annu Rev Nutr, 2019, 39: 175-200.

[39] Monte MJ, Marin JJG, Antelo A, et al. Bile acids: chemistry, physiology, and pathophysiology[J]. World J Gastroenterol, 2009, 15(7): 804-816.

[40] Shansky Y, Bespyatykh J. Bile Acids: Physiological Activity and Perspectives of Using in Clinical and Laboratory Diagnostics[J]. Molecules, 2022, 27(22): 7830.

[41] Liu Y, Rong Z, Xiang D, et al. Detection technologies and metabolic profiling of bile acids: a comprehensive review[J]. Lipids Health Dis, 2018, 17(1): 121.

[42] Yntema T, Koonen DPY, Kuipers F. Emerging Roles of Gut Microbial Modulation of Bile Acid Composition in the Etiology of Cardiovascular Diseases[J]. Nutrients, 2023, 15(8): 1850.

[43] Lavelle A, Sokol H. Gut microbiota-derived metabolites as key actors in inflammatory bowel disease[J]. Nat Rev Gastro Hep, 2020, 17(4): 223-237.

[44] Martinez-Augustin O, Sanchez DMF. Intestinal bile acid physiology and pathophysiology[J]. World J Gastroenterol, 2008, 14(37): 5630-5640.

[45] Gertzen CGW, Gohlke H, Häussinger D, et al. The many facets of bile acids in the physiology and pathophysiology of the human liver[J]. Biol Chem, 2021, 402(9): 1047-1062.

[46] Manna SK, Aggarwal BB. All-trans-retinoic acid upregulates TNF receptors and potentiates TNF-induced activation of nuclear factors-kappaB, activated protein-1 and apoptosis in human lung cancer cells[J]. Oncogene, 2000, 19(17): 2110-2119.

[47] Karl JP, Fu X, Dolnikowski GG, et al. Quantification of phylloquinone and menaquinones in feces, serum, and food by high-performance liquid chromatography-mass spectrometry[J]. J Chromatogr B, 2014, 963: 128-133.

[48] Card DJ, Shearer MJ, Schurgers LJ, et al. The external quality assurance of phylloquinone (vitamin K(1)) analysis in human serum[J]. Biomed Chromatogr: BMC, 2009, 23(12): 1276-1282.

[49] Gentili A, Cafolla A, Gasperi T, et al. Rapid, high performance method for the determination of vitamin K(1), menaquinone-4 and vitamin K(1) 2,3-epoxide in human serum and plasma using liquid chromatography-hybrid quadrupole linear ion trap mass spectrometry[J]. J Chromatogr A, 2014, 1338: 102-110.

[50] Udhayabanu T, Manole A, Rajeshwari M, et al. Riboflavin Responsive Mitochondrial Dysfunction in Neurodegenerative Diseases[J]. J Clin Med, 2017, 6(5): 52.

[51] Soares MJ, Satyanarayana K, Bamji MS, et al. The effect of exercise on the riboflavin status of adult men[J]. Brit J Nutr, 1993, 69(2): 541-551.

[52] Lee JH, Ahn SY, Lee HA, et al. Dietary intake of pantothenic acid is associated with cerebral amyloid burden in patients with cognitive impairment[J]. Food Nutr Res, 2018, 62.

[53] Wilson MP, Plecko B, Mills PB, et al. Disorders affecting vitamin B_6 metabolism[J]. J Inherit Metab Dis, 2019, 42(4): 629-646.

[54] Tarr JB, Tamura T, Stokstad EL. Availability of vitamin B6 and pantothenate in an average American diet in man[J]. Am J Clin Nutr, 1981, 34(7): 1328-1337.

[55] Mikkelsen K, Stojanovska L, Tangalakis K, et al. Cognitive decline: A vitamin B perspective[J]. Maturitas, 2016, 93: 108-113.

[56] Van Diepen JA, Jansen PA, Ballak DB, et al. Genetic and pharmacological inhibition of vanin-1 activity in animal models of type 2 diabetes[J]. Sci Rep, 2016, 6: 21906.

[57] Gogna N, Krishna M, Oommen AM, et al. Investigating correlations in the altered metabolic profiles of obese and diabetic subjects in a South Indian Asian population using an NMR-based metabolomic approach[J]. Mol Biosyst, 2015, 11(2): 595-606.

[58] Harrington DJ. Laboratory assessment of vitamin status[M]. CA: Academic Press, an imprint of Elsevier, 2019.

[59] Fenech M, Baghurst P, Luderer W, et al. Low intake of calcium, folate, nicotinic acid, vitamin E, retinol, beta-carotene and high intake of pantothenic acid, biotin and riboflavin are significantly associated with increased genome instability--results from a dietary intake and micronucleus index survey in South Australia[J]. Carcinogenesis, 2005, 26(5): 991-999.

[60] Shils ME, Shike M. Modern nutrition in health and disease[M]. Lippincott Williams &

Wilkins, 2006.

[61] Darin N, Reid E, Prunetti L, et al. Mutations in PROSC Disrupt Cellular Pyridoxal Phosphate Homeostasis and Cause Vitamin−B$_6$−Dependent Epilepsy[J]. Am J Hum Genet, 2016, 99(6): 1325−1337.

[62] Sauve AA. NAD+ and vitamin B$_3$: from metabolism to therapies[J]. J Pharmacol Exp Ther, 2008, 324(3): 883−893.

[63] Covarrubias AJ, Perrone R, Grozio A, et al. NAD+ metabolism and its roles in cellular processes during ageing[J]. Nat Rev Mol Cell Biol, 2021, 22(2): 119−141.

[64] Nordic Council of Ministers, Nordic Council of Ministers Secretariat. Nordic Nutrition Recommendations 2012 − Integrating nutrition and physical activity[M]. 5th ed. Nordisk Ministerråd, 2014.

[65] Synofzik M, Sch ü le R. Overcoming the divide between ataxias and spastic paraplegias: Shared phenotypes, genes, and pathways[J]. Movement Disord, 2017, 32(3): 332−345.

[66] Marriott BP. Present knowledge in nutrition: basic nutrition and metabolism[M]. Elsevier, 2020.

[67] Creeke PI, Seal AJ. Quantitation of the niacin metabolites 1−methylnicotinamide and 1−methyl−2−pyridone−5−carboxamide in random spot urine samples, by ion−pairing reverse−phase HPLC with UV detection, and the implications for the use of spot urine samples in the assessment of niacin status[J]. J Chromatogr B Analyt Technol Biomed Life Sci, 2005, 817(2): 247−253.

[68] Mikkelsen K, Stojanovska L, Apostolopoulos V. The Effects of Vitamin B in Depression[J]. Curr Med Chem, 2016, 23(38): 4317−4337.

[69] Seidl SE, Santiago JA, Bilyk H, et al. The emerging role of nutrition in Parkinson's disease[J]. Front Aging Neurosci, 2014, 6: 36.

[70] Allen LH, Miller JW, de Groot L, et al. Biomarkers of Nutrition for Development (BOND): Vitamin B−12 Review [J]. J Nutr, 2018,1:148 (suppl_4):1995S−2027S.

第四章
质谱在临床治疗药物监测中的应用

外源化合物是指那些非体内产生的、从外部引入的化合物。外源性物质进入体内的主要途径包括吸入、胃肠道吸收、静脉注射和皮肤吸收。外源性物质可分为不同的类别，包括治疗药物、滥用药物、补充剂、局部软膏和环境物质。确定实验室监测的合适标本类型和样品采集时间，了解外源性物质的药代动力学至关重要。

为了有效监测药物浓度，选择合适的样本类型至关重要。可供选择的样本类型包括血液、血清或血浆、尿液、唾液和毛发，其中全血、血清、血浆和尿液是最常见的选择。例如与红细胞紧密结合的药物（如环孢素 A、他克莫司、西罗莫司），需要使用全血进行分析；而其他药物（如抗癫痫药、抗精神病药、霉酚酸酯），则首选血清或血浆。尿液是许多毒理学应用的首选标本类型，因为尿液样本中药物及其代谢物易于收集和富集。许多药物的口服液浓度与血液中游离药物浓度相关，而头发可用于评估慢性暴露。然而，这些样本类型并未广泛用作常规临床标本。在治疗药物监测和毒理学试验中，血药浓度与药物剂量、治疗和（或）毒性作用相关，因此需要进行定量分析。根据药物的特定药代动力学 – 药效学关系，通常监测谷浓度和（或）峰浓度。对于许多药物，需要收集多个时间点来确定药物暴露（即曲线下面积）和给药策略。由于每种药物的代谢途径、动力学和体内代谢物活性不同，一些药物的母体形式（如环孢素 A、他克莫司、西罗莫司）更重要，而一些药物的代谢物（如霉酚酸酯、奥卡西平、可卡因）更重要。因此，检测体内药物浓度并了解每种药物的代谢和代谢物的药代动力学至关重要。

第一节　常用抗菌药物血药浓度监测

抗菌药物是指具有杀菌或抑菌活性的药物，主要用于治疗由细菌引起的感染。抗菌药物可以根据其作用机制分为以下几类：抑制细胞壁合成的抗菌药物，如青霉素、头孢菌素；β-内酰胺类；抑制蛋白质合成的抗菌药物，如氨基糖苷类、大环内酯类和林可霉素类；抑制核酸合成的抗菌药物，如氟喹诺酮类和硝基咪唑类；干扰细菌代谢的抗菌药物，如磺胺类和四环素类（表 4-1）。

表 4-1　常用的抗菌药物

抗菌药物种类	中文名称	英文名称
氨基糖苷类	阿米卡星	amikacin
糖肽类	盐酸万古霉素	vancomycin
碳青霉烯类	亚胺培南	imipenem
	美罗培南	meropenem
噁唑烷酮类	利奈唑胺	linezolid
磺胺类	磺胺甲噁唑	sulfamethoxazole
多黏菌素类	多黏菌素 B	polymyxin B
抗真菌类	伏立康唑	voriconazole
	泊沙康唑	posaconazole

一、阿米卡星

1. 药物作用机制和特点

阿米卡星是一种氨基糖苷类药物，用于治疗由易感革兰氏阴性菌如肠杆菌科和假单胞菌等引起的严重血液感染。氨基糖苷类药物通过不可逆地结合细菌核糖体抑制蛋白质合成而导致细菌死亡。

2. 药物的推荐治疗窗

谷浓度：< 8.0 μg/mL。当谷浓度 > 10.0 μg/mL 时为中毒浓度。

峰浓度：20.0 ～ 35.0 μg/mL。当峰浓度 > 40.0 μg/mL 时，为中毒浓度。

3. 标志物与检测

阿米卡星原型作为检测指标，阿米卡星分子式为 $C_{22}H_{43}N_5O_{13}$，分子量为 585.6，分子结构中含有多个羟基和氨基（图4-1），预测的 Log P 值小于 –3，为强亲水性物质，在多数反相色谱柱上不保留，该特性使得阿米卡星的提取和分离比较特殊。

阿米卡星的分离：使用反相 C18 色谱柱时，可能会出现保留效果较差的情况。为了提高保留效果，建议采用较长的色谱柱，并配合较低的流速进行分析。F5 色谱柱对阿米卡星的分离效果较好，因为 F5 色谱柱具有多重保留机制。为了增强阿米卡星在反相色谱中的保留，可以添加离子对试剂，如三氟乙酸和七氟丁酸等酸性离子对试剂，以增强其保留效果。然而，需要注意的是，使用离子对试剂分析阿米卡星时应专柱专用，并注意保持离子源的清洁和维护，以避免对其他项目的分析产生交叉影响。

阿米卡星的提取：建议采用三氟乙酸（TCA）沉淀的方式进行。本实验室研究发现甲醇、乙腈均不能有效地提取阿米卡星，可能的原因有溶解度问题或基质干扰问题。使用 10% TCA 溶液沉淀蛋白，可以有效提取阿米卡星，且溶液长时间放置没有白色物质析出。

检测：阿米卡星有丰富的氨基官能团，可采用 ESI 正离子模式进行定量分析，经验证的通道为 586.4 → 425.3（定量），586.4 → 264.0（定性）等。

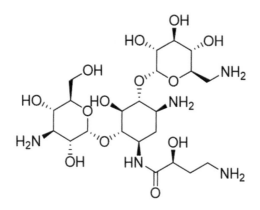

图 4-1　阿米卡星分子结构

4. 样本采集

（1）采集时间：监测峰浓度，静脉滴注（静脉滴注时间为 30 min）完成后 30 min 内采血或肌内注射后 1 h 内采血；监测谷浓度，下次给药前 30 min 内。

（2）采血类型：静脉血 3 ～ 5 mL，留取血清样本。

（3）监测频率：首次给药后 6～14 h 监测随机血药浓度。如果疗程超过 5 日，每周监测 1～2 次血药浓度。

二、万古霉素

1. 药物作用机制和特点

万古霉素为糖肽类抗生素，主要通过与细胞壁前体肽聚糖结合，阻断细胞壁合成，造成细胞壁缺陷进而杀灭细菌，是治疗耐甲氧西林金黄色葡萄球菌（methicillin-resistant Staphylococcus aureus, MRSA）等耐药革兰阳性菌感染的重要药物。万古霉素在患者间的药代动力学个体差异大，治疗窗窄，且具有肾毒性，国内外指南/共识均推荐对万古霉素进行 TDM，以提高疗效，减少不良反应的发生。

2. 推荐万古霉素 TDM 的适用人群

重症患者、烧伤患者、新生儿/儿童患者、老年患者、肾毒性高风险患者（例如合并应用其他肾毒性药物治疗的危重症患者）、肾功能不稳定患者（即恶化或显著改变）、接受肾脏替代治疗患者、肾功能亢进患者、肥胖患者、体重过低患者和长疗程（超过 5 天）的患者。

3. 药物的治疗窗

谷浓度：10～15 mg/L（儿童患者谷浓度参考值范围 5～15 mg/L）。

峰浓度：20～40 mg/L。

24h 药时曲线下面积（AUC_{0-24}）：400～600 mg·h/L。

对于持续输注的患者，推荐稳态血药浓度为 20～25 mg/L，AUC_{0-24} 的计算采用稳态浓度乘以 24 来获得。推荐可采用个体化计算软件或群体药动学模型计算患者用药后的 AUC_{0-24}。若有病原菌 MIC 值，可计算 AUC_{0-24}/MIC 值。

4. 药物的检测指标

万古霉素药物原型为检测指标。万古霉素分子式为 $C_{66}H_{75}Cl_2N_9O_{24}$，分子量为 1449.25（图 4-2）。万古霉素具有含氮官能团，是高极性化合物，可使用亲水性色谱柱（HILIC 柱）进行色谱分离，也可以使用一般反相色谱柱进行分离。万古霉素在 ESI 正离子模式下形成双电荷质子化分子离子，定量离子对为 725.4 → 144.0。

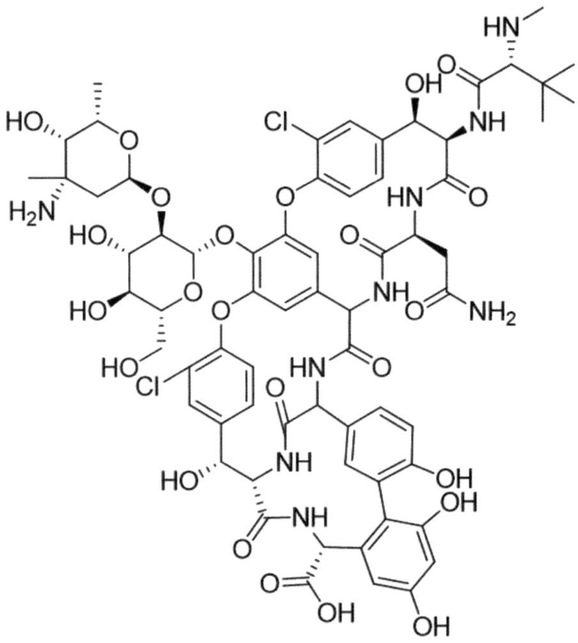

图 4-2　万古霉素分子结构

5. 样本采集及送检

（1）采集时间：肾功能正常患者：无论首剂是否给予负荷剂量，均建议首次给药 48 h（为第 4～5 剂）达稳态后，给药前 0.5 h 内采集血药谷浓度（C_0），给药结束后 1～2 h 采集血药峰浓度（C_2）；肾功能不全患者：无论首剂是否给予负荷剂量，均建议于首次给药后 72 h 采集 C_0 和 C_2；持续输注的患者：在用药达到稳态后的任意时间采集样本。

鉴于早期治疗的重要性，万古霉素目标暴露量应在治疗的早期（最初的 24～48 h）达到。若使用模型引导的精准给药（model-informed precision dosing, MIPD）并结合贝叶斯估计法辅助万古霉素个体化给药，可在用药后的任意时间进行 TDM。调整用药后 TDM 采血：若初始 TDM 后调整了给药剂量，推荐在剂量调整后给药 4～5 剂（最早可提前至第 3 剂）时再次进行 TDM（肾功能不全患者达稳时间可能会推迟，需判定血药浓度是否达到稳态）。

长疗程患者推荐至少在万古霉素用药中期抽取 1 次谷浓度血样进行 TDM。对于重症患者、血流动力学不稳定或接受肾脏替代治疗的患者，推荐至少每周进行 1 次 TDM。

（2）采血类型：静脉血 3～5 mL，不含促凝胶的血清管采集血清样本或含

EDTA-K$_2$抗凝剂的血浆管采集血浆样本。

（3）监测频率：首次给药后6 ~ 14 h监测随机血药浓度。如果疗程超过5日，每周监测1 ~ 2次血药浓度。

（4）样本送检及保存：推荐万古霉素TDM样本采集后24 h内常温送检，若不能及时送检，可存放于2 ~ 8℃冰箱，或离心后取上层血清或血浆冷冻保存后送检，样本稳定性参数见表4-2。

表4-2　万古霉素TDM样本的稳定性一览表

温度	血清稳定时间	全血稳定时间
35℃	1 d	1 d
20~25℃	3 d	1 d
2~8℃	7 d	1 d
−20℃	125 d	/
−70℃	279 d	/
冻融	3 次	/

三、亚胺培南

1. 药物作用机制和特点

亚胺培南（imipenem, IMP）为碳青霉烯类抗菌药，因广谱的抗菌活性和高效的治疗作用而被广泛应用于革兰阴性菌引起的各种重症感染。重症感染患者生理病理情况比较特殊，药代动力学参数个体差异大，抗菌药物在体内暴露量常发生变化，用药达标率较低。因此有必要对IMP进行TDM。IMP属于时间依赖性药物，对于此类药物不能仅根据TDM得到的谷浓度进行给药方案调整，它还需要结合MIC来判断是否达标，最终根据谷浓度与MIC共同决定个体化给药方案调整。

2. 药物的推荐治疗窗

• 谷浓度：1~5 μg/mL。

• MIC值：1~8 μg/mL。美国临床和实验室标准化协会抗微生物药物敏感试验标准文件推荐的IMPMIC折点：1 μg/mL和4 μg/mL；欧盟药敏试验标准推荐的IMPMIC折点：2 μg/mL和8 μg/mL。

• 谷浓度 >4~5倍MIC。

3. 药物血药浓度检测指标

亚胺培南的药物监测选择亚胺培南原型作为检测指标。亚胺培南分子式为 $C_{12}H_{17}N_3O_4S$，一水亚胺培南分子量为 317.36，分子结构见图 4-3。亚胺培南极性较高，可使用亲水性色谱柱（HILIC 色谱柱）进行色谱分离，也可以使用反相色谱柱进行分离。由于亚胺培南在水中以一对构象异构体（约 2∶1）的形式存在，在一些色谱系统中亚胺培南会存在双峰。亚胺培南采用 ESI 正离子模式采集，定量离子对为 300.0→141.9。前处理可用有机试剂直接进行蛋白沉淀。

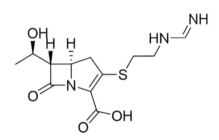

图 4-3 亚胺培南分子结构

4. 样本采集

（1）采血时间点：监测谷浓度。间歇给药的患者，通常在第 4 次给药后或治疗开始后的 24～48 h 血药浓度达稳态时采集静脉血测定；连续输注的患者，通常在开始治疗后的 4～5 个半衰期或剂量改变后采样测定。

（2）采血类型：采集静脉血 2～3 mL，留取血清或血浆。

四、美罗培南

1. 药物作用机制及特点

美罗培南属于碳青霉烯类抗生素,通过抑制细菌细胞壁的合成而发挥抗菌作用。在临床上主要用于治疗革兰阴性菌和革兰阳性菌引起的呼吸系统、皮肤、软组织感染及其他重症感染，通常也作为多重耐药感染的最后选择。在重症感染患者中，由于肝、肾功能发生改变,美罗培南的药代动力学参数如药物清除率及表观分布容积均具有较大变异性，从而影响到临床疗效。因此需进行 TDM 以调整给药剂量，实现精准用药。

2. 美罗培南 TDM 适用人群

重症患者、烧伤患者、新生儿 / 儿童患者、老年患者、肾毒性高风险患者（例如合并应用其他肾毒性药物治疗的危重症患者）、肾功能不全患者、接受肾脏替代治疗患者、接受白蛋白或儿茶酚胺治疗患者、体内液体负荷改变患者（例如大量失血或输血）、肥胖患者、脓毒血症患者、多发性创伤患者和长期疗程患者。

3. 治疗窗范围

• 正常参考谷浓度：8~16 mg/L。

• 神经毒性事件浓度—预警谷浓度 > 64.2 mg/L。

• 肾毒性事件浓度—预警谷浓度 > 44.45 mg/L。

4. 检测指标

美罗培南的药物监测以美罗培南药物原型为检测指标。美罗培南分子式为 $C_{17}H_{25}N_3O_5S$，分子量为 383.46（图 4-4）。美罗培南一般使用反相色谱柱进行分离，采用 ESI 正离子模式采集，定量离子对为 384.1 → 68.1。前处理可用有机试剂直接进行蛋白沉淀。

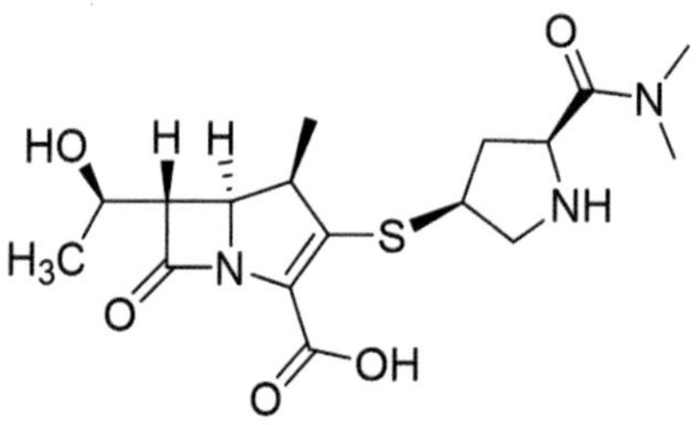

图 4-4　美罗培南分子结构

5. 样本采集及送检

（1）采集时间：首次 TDM 采血：建议首次给药 24 ~ 48h（至少连续给药 3 剂）达稳态后，给药前 0.5 h 内采集谷浓度（C_{min}），输注给药结束后 1 h 采集峰浓度（C_{max}）；若首剂给予负荷剂量，建议 24 h 内检测 C_{min}；持续输注的患者，在用药达到稳态后的任意时间采集样本。调整用药后 TDM 采血：若初始 TDM 后调整了给药剂量，推荐在剂量调整后给药至少 3 剂时再次进行 TDM（肾功能不全患者达稳时间可能会推迟，需判定血药浓度是否达到稳态）。

（2）样本采集要求：推荐采用含 EDTA-K₂ 抗凝剂的血浆管采集样本，不宜使用肝素管采集美罗培南的血样，采血量为 2 ~ 3 mL（表 4-3）。

表 4-3　美罗培南血浆样本的稳定性一览表

温度	稳定时间
20~25 ℃	10 h
2~8 ℃	24 h
−70 ℃	73 d
冻融	3 次

五、利奈唑胺

1. 药物作用机制和特点

利奈唑胺是首个投入市场的噁唑烷酮类药物，广泛用于治疗革兰阳性菌引起的感染。尽管目前在临床上通常采用固定剂量的给药策略，但国内外研究显示，利奈唑胺与较高的血液系统不良反应发生率相关，特别是血小板减少的情况较为常见。因此，建议对利奈唑胺进行 TDM，以便根据个体差异调整剂量，旨在提升治疗效果并减少不良反应的风险。

2. 药物的推荐治疗窗

谷浓度参考范围：2 ~ 7 mg/L；根据中国相关专家共识，利奈唑胺的 PK/PD 目标值为 $AUC_{0 \sim 24h}/MIC > 100$。国外一些回顾性研究显示，当 $AUC_{0 \sim 24h}/MIC$ 达到 80~120 时，临床治疗的成功率更高。如果按照谷浓度作为监测指标，利奈唑胺的疗效指标应为 $C_{min} > MIC$，安全性指标为 $C_{min} < 7mg/L$。考虑到肠球菌的折点为 2 mg/L、金葡菌的 MIC 通常 < 2 mg/L，因此目前推荐利奈唑胺的谷浓度范围为 2~7 mg/L。

3. 药物血药浓度检测指标

利奈唑胺原型作为检测指标。利奈唑胺分子式为 $C_{16}H_{20}FN_3O_4$，分子量为 337.34，分子结构见图 4-5。利奈唑胺一般使用反相色谱柱进行分离，采用 ESI 正离子模式采集，定量离子对为 338.2 → 296.2。前处理可用有机试剂直接进行蛋白沉淀。

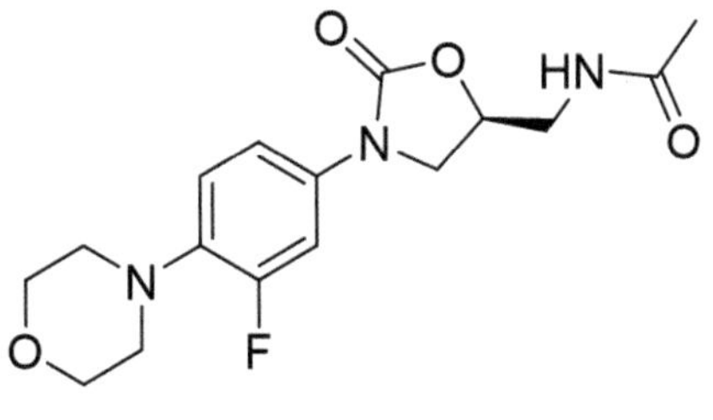

图 4-5　利奈唑胺结分子结构

4. 样本采集

（1）采血时间：利奈唑胺的半衰期较短，达稳态时间较快。第 3 日的药物浓度与安全性相关，建议可在用药后的第 3 日进行血药浓度监测。

（2）采血类型：采集静脉血 3 ~ 5 mL，留取血清或血浆测定。

（3）监测频率：当患者的肾功能出现较大变化或怀疑出现药物不良反应时可进行复测。对于疗程较长的患者，还可根据情况进行周期性复测。

六、复方磺胺甲噁唑

1. 作用机制及特点

甲氧苄啶 – 磺胺甲噁唑 (TMP–SMX) 是一种广谱抗菌药物组合，磺胺甲噁唑（SMX）抑制二氢蝶酸合成酶（DHPS），甲氧苄啶（TMP）抑制二氢叶酸还原酶（DHFR）。DHPS 和 DHFR 是细菌叶酸合成的两个重要靶点，TMP–SMX 协同作用有效阻止细菌合成叶酸，从而抑制其生长和繁殖。TMP–SMX 用于治疗多种细菌感染，同时也是卡氏肺囊虫、嗜麦芽窄养单胞菌和诺卡菌等严重感染疾病的首选药物。然而，TMP–SMX 药代动力学研究显示个体间浓度差异大，且长期血清高浓度暴露会发生毒性反应。因此需要进一步优化临床给药方案，并采用 TDM 以优化临床疗效，最大限度地减少不良反应。

2. 推荐治疗窗

TMP 治疗窗口指标 C_{max}：1.5 ~ 2.5 μg/mL，SMX C_{max}：30 ~ 60 μg/mL。对于耶氏肺囊虫肺炎 (PJP) 或诺卡菌（Nocardia）等需要中、高目标浓度的病原体，建议目标治疗峰值：TMP 5 ~ 10 μg/mL，SMX 100 ~ 200 μg/mL。

3. 监测指标

监测血清磺胺甲噁唑 C_{max}，磺胺甲噁唑分子式为 $C_{10}H_{11}N_3O_3$，分子量为 253.28，分子结构见图 4-6。磺胺甲噁唑一般使用反相色谱柱进行分离，采用 ESI 正离子模式采集，定量离子对为 254.1 → 156.0。前处理可用有机试剂直接进行蛋白沉淀。

4. 样本采集

（1）采血时间：磺胺甲噁唑的峰值浓度应在静脉滴注后 1 ~2 小时或口服给药后 2~3 小时。

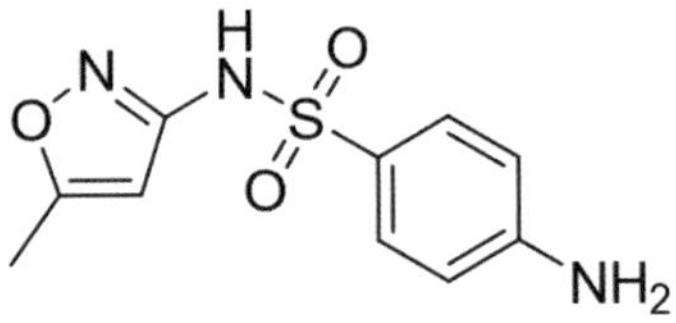

图 4-6 磺胺甲噁唑分子结构

（2）采血类型：静脉血 3 mL，加入含 EDTA-K_2 抗凝剂的真空采血管中。

（3）监测频率：谨遵医嘱。当出现以下情形时应及时监测：①使用复方甲噁唑抗感染治疗的重症患者；②一些需要长期（>3个月）采用其进行治疗的患者。

七、多黏菌素 B

1. 药物作用机制和特点

多黏菌素 B 用于治疗由广泛耐药革兰阴性细菌引起的严重系统性感染。该药物表现出浓度依赖性的细菌杀伤作用。多黏菌素 B 的药代动力学 / 药效学（PK/PD）指标与其抗菌活性最为相关的是 fAUC/MIC。该药物具有狭窄的治疗窗口和剂量限制的肾毒性，临床上推荐进行 TDM，以降低出现耐药性和不良反应的风险。

2. 药物的推荐治疗窗

24 h 药时曲线下面积（AUC_{0-24}）：50 ~ 100 mg·h/L，相当于 $C_{ss,avg}$ 为 2 ~ 4 mg/L。

3. 药物血药浓度检测指标

多黏菌素 B 属于碱性环肽类抗生素，主要成分为多黏菌素 B_1 和 B_2，因此多黏菌素 B 的药物监测选择多黏菌素 B_1 和 B_2 原型作为检测指标。多黏菌素 B_1 分子式为 $C_{56}H_{98}N_{16}O_{13}$，分子量为 1203.49，多黏菌素 B_2 分子式为 $C_{55}H_{96}N_{16}O_{13}$，分子量为 1189.47，分子结构见图 4-7。多黏菌素 B 一般使用反相色谱柱进行分离，在 ESI 正离子模式下，可以监测到 $[M+2H]^{2+}$ 及 $[M+3H]^{3+}$ 母离子，一般采用双电荷作为母离子。多黏菌素 B_1 的定量离子对为 602.4 → 241.1，多黏菌素 B_2 的定量离子对为 595.5 → 100.9，采用结构类似物多黏菌素 E_1 或者 E_2 作为内标，前处理采用酸化的有机试剂进行蛋白沉淀，抑制多黏菌素 B 的黏附，提高回收率。

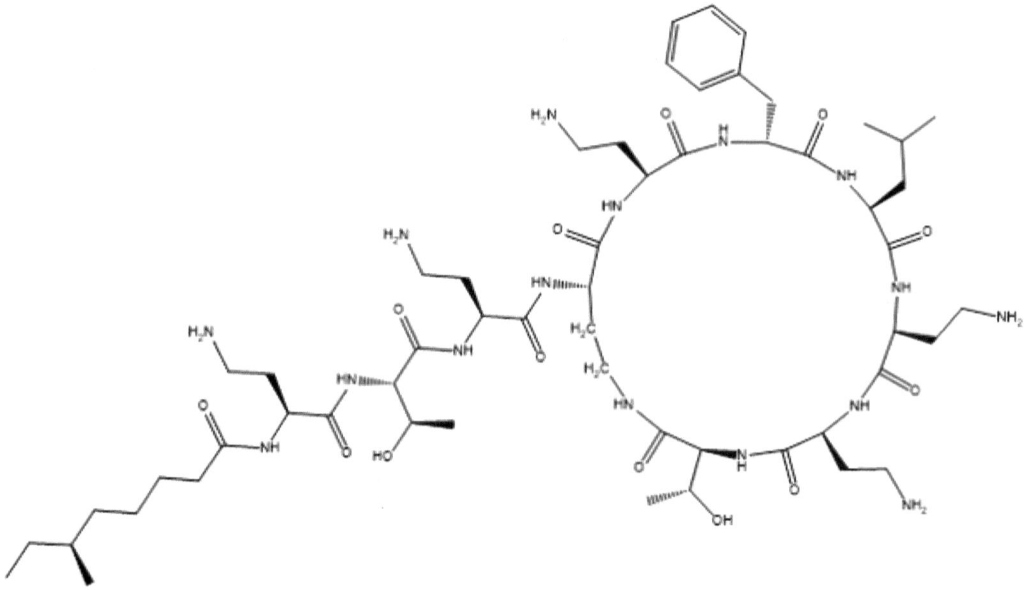

多黏菌素 B₁

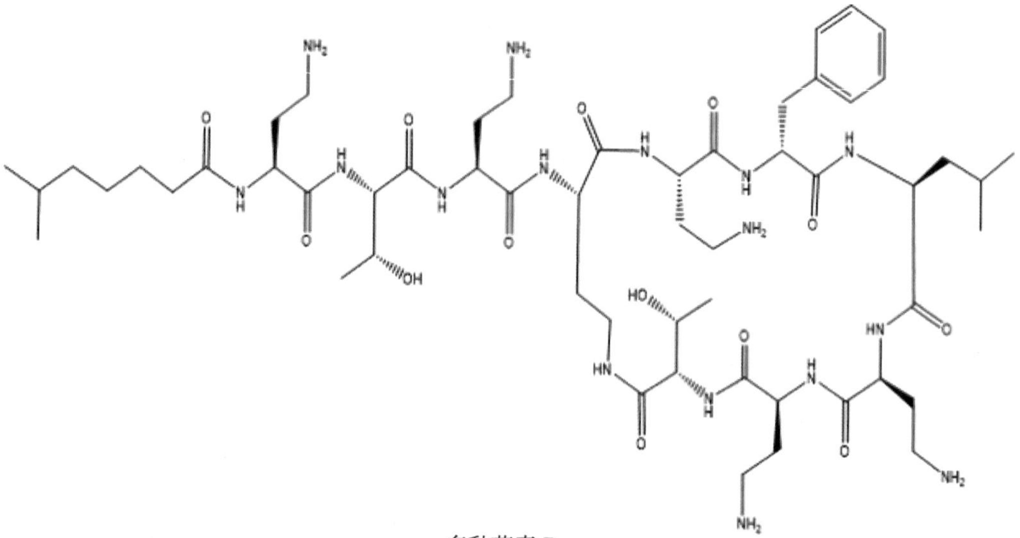

多黏菌素 B₂

图 4-7　多黏菌素 B₁ 和多黏菌素 B₂ 分子结构

4. 样本收集

（1）采血时间。首次 TDM 采血：①肾功能正常患者：无论首剂是否给予负荷剂量，均建议首次给药后 48 h（通常为第 4~5 剂）达稳态后，给药前 0.5 h 内采集血药谷浓度（C_0），给药结束后 0.5 h 内采集血药峰浓度（C_2）；②肾功能不全患者：无论首剂是否给予负荷剂量，均建议于首次给药后 72 h 采集 C_0 和 C_2；③持续输注的患者：在用药达到稳态后的任意时间采集样本。鉴于早期治疗的重要性，多黏菌素 B 目标暴露量应在治疗的早期（最初的 24~48 h）达到。若使用模型引导的精准给药并结合贝叶斯估计法辅助多黏菌素 B 个体化给药，可在用药后的任意时间进行 TDM。

调整用药后 TDM 采血：若初始 TDM 后调整了给药剂量，推荐在剂量调整后给药 2~3 剂时再次进行 TDM（肾功能不全患者达稳时间可能会推迟，需判定血药浓度是否达到稳态）。

长疗程患者推荐至少在多黏菌素 B 用药中期抽取 1 次谷浓度血样进行 TDM。对于重症患者、血流动力学不稳定或接受肾脏替代治疗的患者，推荐至少每周进行 1 次 TDM。

（2）采血类型：采血量为 2~4 mL。

（3）监测频率：谨遵医嘱。

八、伏立康唑

1. 药物作用机制和特点

伏立康唑是念珠菌感染的一线治疗药物。该药在成人体内药代动力学特征为非线性，随着给药剂量增加，血药浓度显著升高。由于伏立康唑主要经细胞色素 P4502C19 代谢，CYP3A4 和 CYP2C9 次要代谢，其本身也是 CYP3A4 强抑制剂，故伏立康唑有显著的药物相互作用。伏立康唑存在较大的个体内和个体间变异，伏立康唑个体化用药必要性已成为业界共识。

2. 药物的推荐治疗窗

监测给药前 30 分钟的血药浓度（谷浓度），2016 年发布的中国《伏立康唑个体化用药指南》中推荐谷浓度的治疗范围为 0.5 ~ 5 μg/mL。

3. 药物血药浓度检测指标

选择伏立康唑原型作为检测指标。伏立康唑分子式为 $C_{16}H_{14}F_3N_5O$，分子量为 349.31，分子结构见图 4-8。伏立康唑一般使用反相色谱柱进行分离，采用 ESI 正离子模式采集，定量离子对为 350.2 → 127.1。前处理可用有机试剂直接进行蛋白沉淀。

4. 样本采集

（1）采集时间：伏立康唑在负荷剂量下 2 日可达到稳态，但未给予负荷剂量时则需要 5 ~ 7 日。建议在用药后 3 ~ 5 日（负荷剂量下）采血。

（2）采集类型：采集静脉血 3 ~ 5 mL，留取血清或血浆。

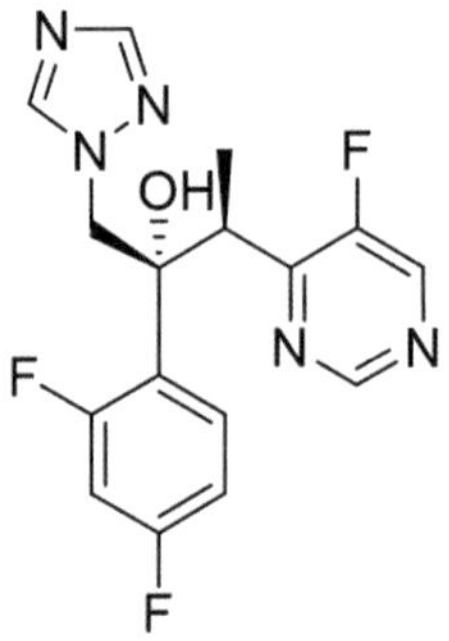

图 4-8　伏立康唑分子结构

（3）监测频率：因为伏立康唑的非线性药动学特点，不同人群的达稳态时间差异较大，建议在首次监测后常规进行二次监测。另外，当进行剂量调整、患者的疾病状态发生变化、改变给药途径（如静脉给药改为口服或口服改为静脉给药）时，需要重复进行血药浓度监测。

九、泊沙康唑

1. 药物作用机制及特点

泊沙康唑是第二代三唑类抗真菌药，具有抗菌谱广、抗菌作用强、耐受性好等特点，在临床广泛用于侵袭性真菌感染（invasive fungal disease, IFD）的预防和治疗。泊沙康唑在个体间药动学差异大，体内血药浓度易受食物、药物相互作用等因素影响，而其药物浓度与临床疗效密切相关。对其进行 TDM，有利于提高疗效，降低不良反应。

2. 推荐泊沙康唑 TDM 的适用人群

治疗确诊的 IFD（尤其是三唑类敏感性较差的真菌）；伴有腹泻、胃肠道黏膜炎等胃肠吸收功能障碍疾病的患者；治疗效果欠佳，需排除泊沙康唑剂量不足；出现药物相关不良反应，怀疑与泊沙康唑有关；患者治疗依从性较差；同时服用或终止服用影响泊沙康唑吸收、代谢或排泄的药物；服用泊沙康唑混悬剂预防或治疗 IFD 的患者。

3. 治疗窗范围

预防用药：$C_{trough} > 0.7mg/L$（若采用给药 2 天后血药谷浓度预测 C_{trough}，为保证 $C_{trough} \geq 0.7\ mg/L$，测定浓度应高于 0.35mg/L）；治疗用药：$C_{trough} > 1.0\ mg/L$；安全性：

对于与药物不良反应相关的泊沙康唑目前尚无相关研究报道，欧洲药物管理局推荐泊沙康唑安全浓度上限为 3.75 mg/L。

4. 检测指标

选择泊沙康唑为检测指标，泊沙康唑分子式为 $C_{37}H_{42}F_2N_8O_4$，分子量为 700.77，分子结构见图 4-9。泊沙康唑一般使用反相色谱柱进行分离，采用 ESI 正离子模式采集，定量离子对为 701.1 → 127.1。前处理可用有机试剂直接进行蛋白沉淀。

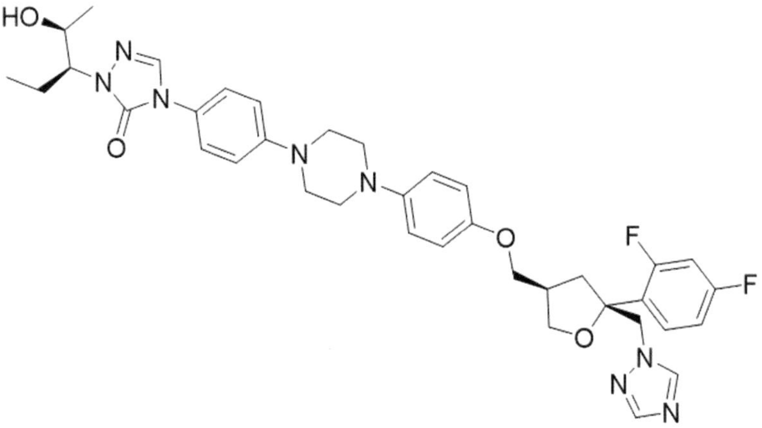

图 4-9 泊沙康唑分子结构

5. 样本采集及送检

（1）采血时间：首次 TDM 采血，常规用药 5 天后、再次用药前 0.5 h 内采集稳态谷浓度样本；为及时评价临床疗效和调整用药方案，也可以在用药 2 天后采集谷浓度样本；调整用药后 TDM 采血：需在调整剂量 5 天后再次监测其稳态谷浓度。

（2）采血类型：采血量为 2 ~ 3 mL，采用 EDTA-K_2 抗凝管采集血浆样本。

（3）监测频率：通常至少给药 1 周后测定浓度。当患者的饮食状态、胃肠功能发生改变时，或联合使用其他影响泊沙康唑浓度的药物，建议重新监测。泊沙康唑调整剂量 1 周后可重新监测浓度。

（4）样本送检及保存：推荐泊沙康唑 TDM 样本采集后 24 h 内常温送检，若不能及时送检，可存放于 2 ~ 8℃冰箱，或离心后取上层血浆冷冻保存后送检。泊沙康唑血浆样本的稳定性见表 4-4。

表 4-4　泊沙康唑血浆样本稳定性一览表

温度	稳定时间
20~25 ℃	30 h
2~8 ℃	30 h
冻融	3 次

第二节　抗肿瘤药血药浓度监测

抗肿瘤药物是一类用于治疗恶性肿瘤（癌症）的药物，通过各种机制抑制或杀死增殖迅速的癌细胞，从而控制或消除肿瘤。抗肿瘤药物的种类和作用机制多种多样，主要有：①细胞毒性药物。通过直接杀死或阻止癌细胞的增殖来发挥作用。通常对于快速分裂的细胞最为有效，但也会影响正常细胞，导致各种副作用。细胞毒性药物包括：烷化剂（如环磷酰胺）、抗代谢药物（如甲氨蝶呤）、天然药物（如紫杉醇）、抗肿瘤抗生素（如多柔比星）。②激素类药物和激素抑制剂。用于治疗依赖于特定激素生长的癌症，如乳腺癌和前列腺癌，通过调节或阻断激素的作用来抑制肿瘤生长。③靶向药物。用于特定的分子靶点，这些靶点在癌细胞的生长、分裂和扩散中起关键作用。靶向药物通常对正常细胞的毒性较低，但需要对肿瘤进行特定的分子检测以确定治疗方案。靶向药物包括酪氨酸激酶抑制剂如伊马替尼，针对特定的酪氨酸激酶进行抑制；单克隆抗体如赫赛汀，特异性地结合到癌细胞表面的分子。④免疫疗法。利用患者自身的免疫系统来识别和攻击癌细胞。包括免疫检查点抑制剂、CAR-T 细胞疗法等。⑤其他新型疗法。包括基因疗法、肿瘤疫苗、放射性药物等，这些疗法通过不同的机制和途径来治疗癌症。

抗肿瘤药物的选择和使用取决于多种因素，包括癌症的类型、阶段以及患者的健康状况等。随着对癌症生物学的深入了解和技术的进步，抗肿瘤药物的种类和治疗策略不断增加，为癌症患者提供了更多的治疗选择。

一、甲氨蝶呤

1.作用机制及特点

甲氨蝶呤（MTX）是一种抗叶酸药物，通过抑制叶酸生物合成中的关键酶二氢叶酸还原酶发挥作用，广泛用于类风湿关节炎、白血病、淋巴瘤、骨肉瘤等疾病。MTX 血药浓度升高可能导致 MTX 毒性风险增加，包括肾毒性、中枢神经毒性、肝毒性和肺毒性等。MTX 治疗（尤其是高剂量时）的不良反应发生率高，患者个体间的药代动力学和药效学变化大，需要对 MTX 进行常规监测，以指导亚叶酸类似物的解救治疗方案，降低 MTX 毒性反应。

2. 推荐治疗窗

测定甲氨蝶呤用药后 24h 的血药浓度，可以预测药效；对 48 h 和 72 h 的血药浓度进行监测可以了解体内药物的代谢和排泄情况，目前国内推荐标准为 24h ≤ 10.0 μmol/L、48h ≤ 1.0 μmol/L 和 72h ≤ 0.1 μmol/L。

3. 检测指标

以甲氨蝶呤原型为检测指标。甲氨蝶呤分子式为 $C_{20}H_{22}N_8O_5$，分子量为 454.44，分子结构见图 4-10，Log P 值为 -0.05。甲氨蝶呤含有酸性和碱性官能团，为典型的两性分析物。甲氨蝶呤在体内代谢为 7- 羟基甲氨蝶呤，可同时监测甲氨蝶呤和 7- 羟基甲氨蝶呤的浓度。针对甲氨蝶呤的特性，色谱柱可以选择 C18 或 F5 色谱柱进行分析，采用 ESI 正离子模式采集，定量离子对为 455.1 → 308.1。使用 F5 色谱柱可以更加有效保留和分离甲氨蝶呤，特别是同时分析甲氨蝶呤及其代谢物。采用同位素标记的甲氨蝶呤或结构类似物代（如氨基蝶呤等）作为内标。由于甲氨蝶呤具有一定的非极性，可以使用液液萃取或固相萃取的方式进行提取。但由于液液萃取的方式较为耗时，如非多种化合物同时提取，一般不推荐。使用甲醇沉淀和上清稀释的方式进行提取，可以有效提取甲氨蝶呤及其代谢物。

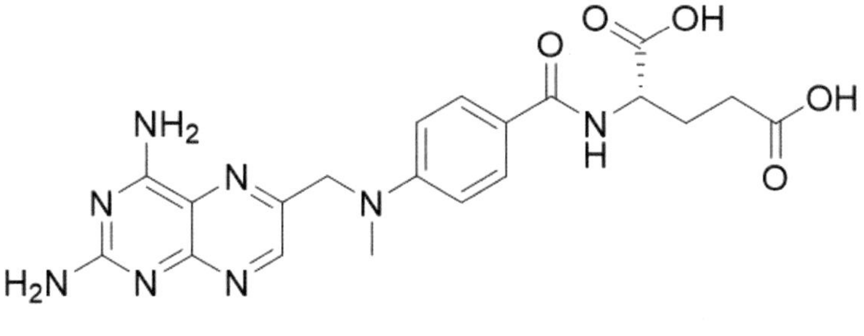

图 4-10　甲氨蝶呤分子结构

4. 样品采集

（1）采集时间：一般为 24 小时、48 小时和 72 小时，但 24 小时给药方案的初始采血点为给药结束后 36 小时或开始给药后 42 小时。

（2）采集类型：EDTA 抗凝管，采取静脉血约 3 mL。

二、伊马替尼

1. 作用机制及特点

伊马替尼是一种酪氨酸激酶抑制剂，其机制主要是通过占据包括BCR-Abl, c-KIT和血小板衍生生长因子受体（PDGFRα 和 PDGFRβ）在内的几种酪氨酸激酶分子的三磷酸腺苷结合位点来阻止下游蛋白底物的磷酸化，影响肿瘤细胞生长周期进而抑制肿瘤生长增殖。主要用于慢性髓性白血病（CML）、胃肠道间质瘤（GIST）和小细胞肺癌（SCLC）的治疗。

2. 目标浓度

GIST 患者伊马替尼 C_{min} 的靶点应为 1100 ng/mL 或以上。

CML 患者伊马替尼 C_{min} 的靶点应为 1000 ng/mL 或以上。

3. 监测指标

伊马替尼为经典的白血病治疗药物，个体药物浓度差异大，在临床上需要进行药物浓度检测。伊马替尼的分子式为 $C_{29}H_{31}N_7O$，分子量为 493.6，分子结构见图 4-11，中等非极性。伊马替尼的提取一般采用蛋白沉淀的方式进行，沉淀剂推荐选择乙腈。蛋白沉淀后，离心取上清，稀释进样。

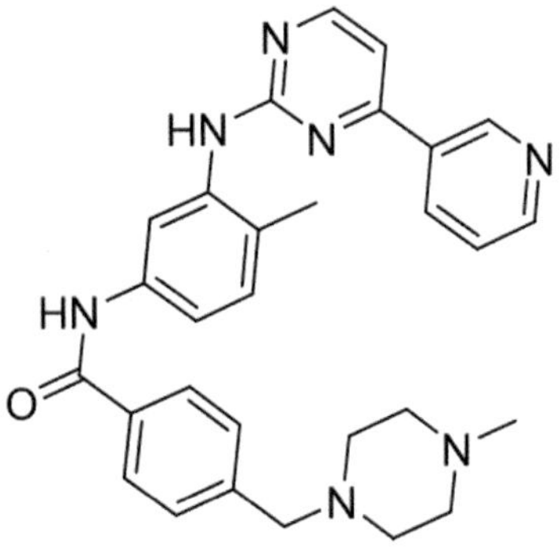

图 4-11　伊马替尼分子结构

伊马替尼的质谱分析采用 ESI+ 模式，通道为 494.4/394.2，494.4/217.4，可以选用同位素内标进行分析。由于伊马替尼较高的药物浓度，市场上主流的液质都能够满足要求。在伊马替尼的分析过程中，典型的分析问题为残留，表现为高浓度样品之后，色谱柱上空白样品出峰。对这一问题的深入分析表明，残留是发生在进样系统和色谱柱上，而且简单调整梯度的效果有限。流动相选用洗脱能力更强的酸化乙腈可以有效降低或消除残留。更换色谱柱也有助于进一步消除残留，由于氟苯基色谱柱较弱的非极性作用力，故推荐选用五氟苯基色谱柱。

4. 样本采集

（1）采血时间：给药后 24 小时。

（2）采血类型：采集静脉血约 3 mL，留取血浆测定血浆药物浓度。

（3）监测频率：给药后监测 1 次，若血药浓度未达标，经剂量调整后再次监测直至达标；出现肝功能异常时应随时监测。

第三节　免疫抑制剂血药浓度监测

免疫抑制药是对机体的免疫反应具有抑制作用的药物，抑制与免疫反应有关细胞（T 细胞和 B 细胞等巨噬细胞）的增殖和功能，降低抗体免疫反应。免疫抑制剂主要用于器官移植抗排斥反应和自身免疫病如类风湿性关节炎、红斑狼疮、皮肤真菌病、膜肾球肾炎、炎性肠病和自身免疫性溶血性贫血等。

免疫抑制药 (immunosuppressant drugs) 通过抑制或调节人体的免疫系统来防止免疫反应。这些药物主要用于防止器官移植排斥：在器官移植（如肾脏、心脏、肝脏移植）后，接受者的免疫系统可能会识别移植的器官为外来物质并试图攻击它，导致移植失败。免疫抑制药物帮助降低这种排斥反应，从而保护移植器官。其次是治疗自身免疫性疾病：自身免疫性疾病是一类疾病，其中人体的免疫系统错误地攻击自身的组织和器官。免疫抑制药物通过抑制这种异常的免疫反应来减轻症状和防止疾病进展。这些疾病包括类风湿关节炎、红斑狼疮、多发性硬化症等。免疫抑制药物的种类繁多，它们的作用机制也各不相同，主要包括皮质类固醇如泼尼松，钙调磷酸酶抑制剂如环孢素、他克莫司，抗代谢药物如甲氨蝶呤、阿扎硫嘌，生物制剂如单克隆抗体等。使用免疫抑制药物时需要谨慎，因为它们降低免疫反应的同时也可能增加感染和某些类型癌症的风险。因此，在治疗过程中密切监控患者的健康状况。

一、环孢素

1. 作用机制及特点

环孢素（环孢素 A, CsA）是一种高效的免疫抑制剂，能有效地特异性抑制淋巴细胞反应和增生，临床上广泛应用于器官移植的排斥反应和其他自身免疫性疾病的治疗。由于 CsA 治疗窗窄，吸收缓慢且不完全，绝对生物利用度低，其浓度受移植后时间和其他药物代谢的影响显著，患者需长期服药且具有一定程度的肾毒性。毒性的发生与 CsA 的应用剂量密切相关，临床使用过程中建议对其进行 TDM。

2. 监测指标

建议监测环孢素 A 的血药浓度，环孢素 A 分子式为 $C_{62}H_{111}N_{11}O_{12}$，分子量为 1202.61，分子结构见图 4-12。环孢素 A 一般使用反相色谱柱进行分离，采用 ESI 正离子模式采集，定量离子对为 1219.9 → 1202.8。前处理可用硫酸锌溶液和乙腈混合沉淀剂进行蛋白沉淀。

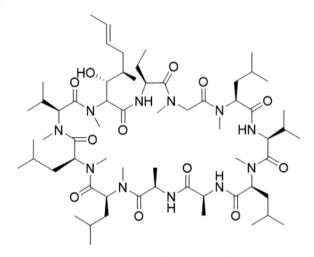

图 4-12　环孢素 A 分子结构

3. 推荐治疗窗

（1）CsA 血药谷浓度的参考治疗浓度范围 100 ~ 220 ng/mL。

（2）监测给药后 2 小时的血药峰浓度（C2）：①成人肾移植受者移植术后 1 个月的 C2 为 1500 ~ 2000 ng/mL，2 个月为 1500 ng/mL，3 个月为 1300 ng/mL，4 ~ 6 个月为 1100 ng/mL，7 ~ 12 个月为 900 ng/mL，12 个月以上为 800 ng/mL。②成人肝移植受者术后 6 个月内 C2 为 1000 ng/mL，6 ~ 12 个月为 800 ng/mL，12 个月以上为 600 ng/mL。

4. 样品采集

（1）采集时间：监测谷浓度（即在服药前半小时）和服药后 2 h 浓度。

（2）采集类型：静脉血 3 ～ 5 mL，环孢素 A 的采血需要使用抗凝管，首选用全血监测。

（3）监测频率：对环孢素 A 吸收良好、血药浓度稳定的患者，频繁检测会增加其不必要的痛苦和经济负担；相反，对环孢素 A 吸收不好、血药浓度不稳定的患者，监测时间过长或无规律性又不易发现血药浓度的变化，达不到监测的目的，从而可能诱发排斥反应或环孢素 A 中毒。

二、他克莫司

1. 他克莫司作用机制及特点

他克莫司 (tacrolimus, FK506) 是一种大环内酯类新型免疫抑制剂，免疫抑制活性是环孢素的 50 ～ 100 倍，在临床上已广泛用于肝、肾等多种器官移植术后的免疫抑制治疗。口服生物利用度个体差异大，有效血药浓度范围较窄；血药浓度稍高，可能引发不良反应，稍低则易导致排异反应。因此，需要监测他克莫司的血药浓度，以实现个体化用药，确保用药安全、有效。

2. 监测指标

以他克莫司血药浓度为监测指标，分子式为 $C_{44}H_{69}NO_{12}$，分子量为 804.02，分子结构见图 4-13。一般使用反相色谱柱进行分离，采用 ESI 正离子模式采集，定量离子对为 821.5 → 768.6。前处理可用硫酸锌溶液和乙腈混合沉淀剂进行蛋白沉淀。

3. 推荐治疗窗

正常治疗浓度范围为 5.0 ～ 20.0 ng/mL。

为降低他克莫司的毒性反应，应尽可能使其谷浓度低于 20 ng/mL。

（1）成人：移植术后早期，肝移植受者的全血谷浓度通常建议维持在 5~10ng/mL，肾和心脏移植受者的全血谷浓度在 10~20 ng/mL；维持治疗期间，肝、肾、心脏移植患者其谷浓度通常建议维持在 5~15 ng/mL。

（2）儿童：肝移植术后的目标血药浓度在第 1 个月内为 8~12 ng/mL，第 2~6 个月为 7~10 ng/mL，第 7~12 个月为 5~8 ng/mL，12 个月以后根据肝功能情况酌情维持在 5 ng/mL 左右；肾移植术后的 1 个月内为 10~15 ng/mL，1~3 个月为 8~15 ng/mL，3~12 个月为 5~12 ng/mL，1 年以上为 5~l0 ng/mL。

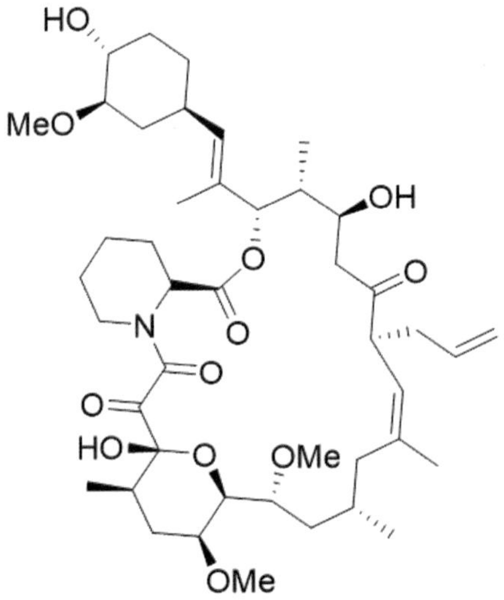

图 4-13　他克莫司分子结构

4. 样品采集

（1）采集时间：一般测定谷浓度或峰浓度。

（2）采集类型：采集静脉血 2 mL，EDTA 抗凝管，测定全血药物浓度。若不立即进行分析，7 日内分析可将样本室温储存或储存于冰箱（2 ~ 8℃）中；如果样本需要长期保存，可 -20℃冻存 12 个月。

（3）监测频率：推荐移植术后早期可每周检测 2 次，随后维持治疗期间可定期检测。若剂量调整应测谷浓度（虽然需要几日才可显现明显变化），或改变免疫抑制治疗方案或合用其他可能改变他克莫司的全血浓度的药物，或有发生毒性反应或排斥反应征兆时也应监测。

三、硫唑嘌呤

1. 作用机制及特点

硫唑嘌呤（AZA）属于前体药物，本身无活性，经过体内代谢为活性代谢产物才能发挥药理作用。6- 硫鸟嘌呤核苷酸（6-TGN）是其主要活性代谢物，但同时也是引起骨髓毒性的主要原因。硫唑嘌呤还可代谢产生 6- 甲基硫嘌呤（6-MMP），与肝毒性密切相关，并竞争性抑制 6-TGN 的生成。指南建议对使用硫嘌呤类药物的炎症性肠病（IBD）患者常规开展 TDM。

2. 监测指标

硫唑嘌呤（AZA）为前体药物，在体内代谢生成主要活性成分 6-TGN。一般通过测定 6-TGN 的水解产物 6- 硫代鸟嘌呤（6-TG）预测 AZA 的治疗药物浓度。6-TG 的分子式为 $C_5H_5N_5S$，分子量为 167.19。一般使用反相色谱柱进行分离，采用 ESI 正离子模式采集，定量离子对为 168.1 → 151.0，采用同位素标记的 6-TG 作为内标，前处理采用加热酸水解方式将 6-TGN 水解为 6-TG 后进行检测。

3. 推荐治疗窗

硫唑嘌呤的代谢产物 6-TGN 的浓度治疗范围为 235 ~ 450 pmol/（$8×10^8$RBC）。

4. 样品采集

（1）采血时间：服药前 30 分钟。

（2）采集类型：静脉血 3 ~ 5 mL。

（3）监测频率：建议初始用药半年内每月监测 1 次（谷浓度），维持期每 3~4 个月监测 1 次。若发生不良反应或调整剂量时应在发生时随时监测。合用可影响硫唑嘌呤血药浓度的药物时应监测血药浓度。

第四节 抗癫痫药物血药浓度监测

癫痫是一种神经系统疾病，由各种原因引起的脑组织局部神经元异常高频放电，并向周围组织扩散，导致大脑功能短暂失调的综合征。除遗传因素外，几乎所有神经系统疾病均可诱发癫痫的发作，如感染、神经肿瘤及脑部损伤等。癫痫的特点是反复无预警的发作。抗癫痫药物的目标是减少发作的频率、强度。抗癫痫药物的作用机制主要包括：①稳定神经细胞膜：通过减少神经细胞的兴奋性，例如通过阻断钠通道或钙通道，减少神经元的异常放电。②增强抑制性神经递质的作用：如通过增强大脑中抑制性神经递质 GABA（γ- 氨基丁酸）的作用。③减少兴奋性神经递质的作用：减少谷氨酸等兴奋性神经递质的效果。抗癫痫药物通过消除或减轻癫痫发作，其一是影响中枢神经元，以防止或减少他们的病理性过度放电；其二是提高正常脑组织的兴奋阈，减弱病灶兴奋的扩散，防止癫痫复发。常见抗癫痫药物见表 4-5。

表 4-5　常见抗癫痫药物

分类	中文名称	英文名称
一代抗癫痫药物	卡马西平	carbamazepine
	苯巴比妥	phenobarbital
二代抗癫痫药物	拉莫三嗪	lamotrigine
	托吡酯	topiramate
	左乙拉西坦	levetiracetam
	奥卡西平	oxcarbazepine

一、卡马西平

1. 作用机制及特点

卡马西平（carbamazepine, CBZ）是通过降低神经细胞膜对 Na^+ 和 Ca^{2+} 的通透性、降低细胞的兴奋性，延长不应期；同时增强 GABA 的突触传递功能，抑制癫痫病灶及其周围神经元异常放电，达到治疗癫痫的目的。

CBZ 是目前临床上常用的抗癫痫药物，可有效控制多种类型癫痫的发作，尤其是治疗癫痫全身强直－阵挛性发作和癫痫部分性发作的首选药物之一。但 CBZ 在临床抗癫痫治疗时，存在有效血药浓度范围较窄，机体对该药物的反应个体差异大以及不良反应较严重等问题，因此在临床上应用的时候，有必要对 CBZ 进行治疗药物监测。

2. 推荐治疗窗

于固定剂量服药 1 周后的清晨服药前或最长服药间隔后采血，监测稳态谷浓度。治疗癫痫的参考范围为 4~12 μg/mL；治疗情感障碍的参考范围为 4~10 μg/mL。

3. 监测指标

选择卡马西平为检测指标。卡马西平分子式为 $C_{15}H_{12}N_2O$，分子量为 236.27，分子结构见图 4-14。

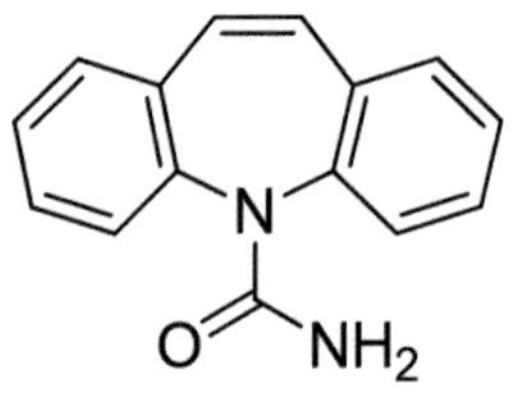

图 4-14　卡马西平分子结构

4. 样品采集

（1）采血时间：固定剂量服药 1 周后的清晨服药前采血，监测稳态谷浓度。

（2）采集类型：静脉血 3 ～ 5mL，留取血清待测定。

（3）监测频率：急性期每 1~2 周测定 1 次，维持治疗期每 1~3 月测定 1 次。当出现以下情况时应及时监测：①合用可影响卡马西平的药物时应监测血药浓度；②出现任何怀疑为药物浓度过高引起的不良反应时应立即监测；③患者院外固定剂量治疗而疗效下降时应监测；④怀疑患者吞服大量药物时应立即监测。

二、苯巴比妥

1. 作用机制及特点

苯巴比妥是临床上常用的广谱抗癫痫药物，用于癫痫大发作和部分性发作的治疗，对儿童的抗癫痫治疗有效，是新生儿癫痫的一线用药。但其治疗窗较窄，毒副作用大，其毒性与血药浓度具有密切相关性，因此在临床应用过程中，应加强对该药治疗药物浓度监测，以便达到最佳的治疗效果。

2. 监测指标

建议监测苯巴比妥的血药浓度，苯巴比妥分子式为 $C_{12}H_{12}N_2O_3$，分子量为 232.24，分子结构见图 4-15。

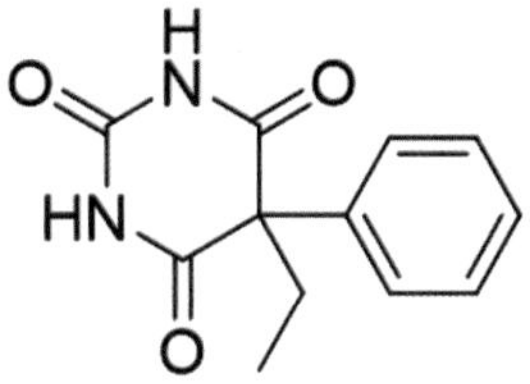

图 4-15 苯巴比妥分子结构

3. 推荐治疗窗

固定剂量服药 1 周后的清晨服药前，通常为最后一次服药后的 12 ～ 16 h。治疗参考浓度范围为 10 ～ 40 μg/mL（HPLC 法检测）。

4. 样品采集

（1）采血时间：固定剂量服药 1 周后的清晨服药前，通常为最后一次服药后的

12 ~ 16 h（如果为每日 1 次，清晨服药，则为 24 h）。因半衰期长，苯巴比妥达稳态需要 10 ~ 25 日。服用固定剂量至少 6 周，在清晨给药前采血。

（2）采集类型：采静脉血 3 ~ 5 mL，留取血清测定。

（3）监测频率：根据临床治疗需要而定。

三、拉莫三嗪

1. 作用机制及特点

拉莫三嗪 (lamotrigine, LTG) 是一种新型的广谱抗癫痫药物，它通过阻断电压依从性 Na^+ 通道和抑制谷氨酸释放产生膜稳定作用。在人体内药代动力学机理复杂，不同个体或同一个体不同阶段服用后，其血药浓度存在明显差异，因此临床需要对其进行 TDM。

2. 监测指标

建议选择拉莫三嗪为检测指标，拉莫三嗪分子式为 $C_9H_7C_{l2}N_5$，分子量为 256.09，分子结构见图 4-16。

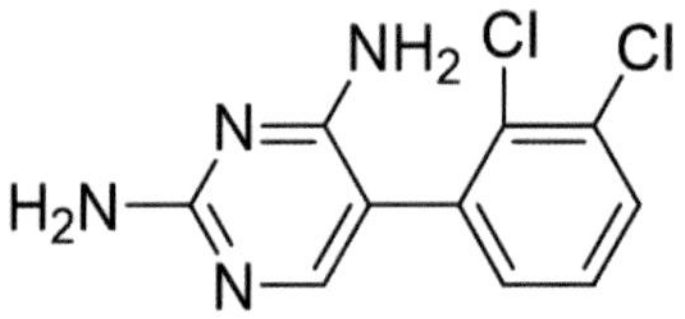

图 4-16 拉莫三嗪分子结构

3. 推荐治疗窗

治疗参考浓度范围为 3 ~ 15 μg/mL（HPLC 法检测）。

4. 样品采集

（1）采血时间：血药浓度达到稳态（新生儿除外）后采血，如连续服药 5 日，于第 6 日早上服药前 0.5 h 内采血。若出现药物中毒和疑似药物过量，可随时采样确证。

（2）采集类型：采取静脉血 3 mL，分离血清或血浆。

（3）监测频率：根据临床治疗情况而定。

四、托吡酯

1. 作用机制及特点

托吡酯 (TPM) 具有广谱的抗神经兴奋和抗惊厥作用，主要用于抗癫痫和偏头痛的治疗。托吡酯往往与其他抗癫痫药物一起服用，如卡马西平、苯妥英钠等控制癫痫症状，这些药物可导致托吡酯血药浓度的降低，因此托吡酯及其代谢物的 TDM 显得尤为重要。

2. 监测指标

建议对托吡酯的血药浓度进行检测，托吡酯分子式为：$C_{12}H_{21}NO_8S$，分子量为 339.36，分子结构见图 4-17。

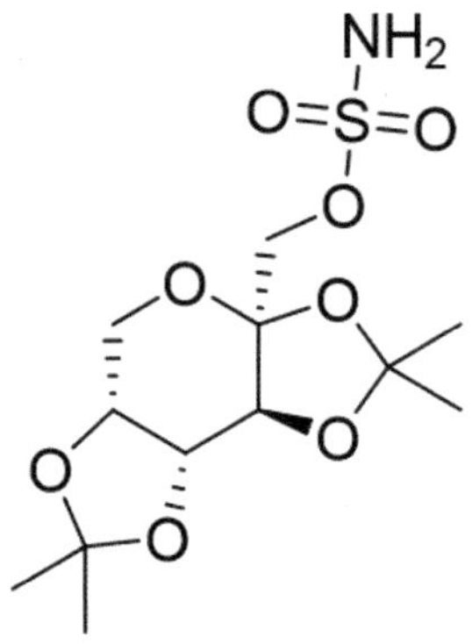

图 4-17　托吡酯分子结构

3. 推荐治疗窗

监测给药后 2 ~ 4 h 的血药峰浓度，有效浓度参考范围为 5 ~ 20 mg/L；监测给药后 10 ~ 14 h 的血药谷浓度，有效浓度参考范围为 2 ~ 10 mg/L。

4. 样品采集

（1）采血时间：给药后 2 ~ 4 h 采血，监测峰浓度值；给药后 10 ~ 14 h 采血，监测谷浓度值。

（2）采集类型：采静脉血 3 ~ 5 mL，留取血清或血浆测定。

（3）监测频率：给药后监测 1 次，若血药浓度未达标，经剂量调整后再次监测直至达标。

五、左乙拉西坦

1. 作用机制及特点

左乙拉西坦（levetiracetam, LEV）是一种吡咯烷酮衍生物，其化学结构与其他抗癫痫药物无相关性。LEV 的抗癫痫机制尚不明确，可能通过与突触囊泡蛋白2A结合，选择性地抑制癫痫样突发放电超同步性和癫痫发作的传播。

2. 监测指标

建议对左乙拉西坦的血药浓度进行检测。左乙拉西坦分子式为 $C_8H_{14}N_2O_2$，分子量为 170.21，分子结构见图 4-18。

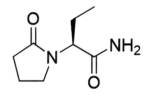

图 4-18　左乙拉西坦分子结构

3. 推荐治疗窗

2017 版神经精神药理学与药物精神病学协会（Arbeitsgemeinschaft für Neuropsychopharmakologie und Pharmakopsychiatrie, AGNP）指南提供的稳态谷浓度治疗参考浓度范围是 20 ~ 40 μg/mL，梅奥诊所推荐的稳态谷浓度治疗参考浓度范围是 10~20 μg/mL。

4. 样品采集

（1）采血时间：治疗至少1周后，在晚上服用药物剂量后约12小时抽取血样，无须改变剂量（稳态条件）。

（2）采集类型：采集静脉血 3 ~ 5 mL。

（3）监测频率：根据临床治疗情况而定。

六、奥卡西平

1. 作用机制及特点

奥卡西平（oxcarbazepine, OXC）是一种无活性的前体药物，口服吸收后经一种非诱导醛酮还原酶几乎全部转化为药理活性代谢物 10- 羟基卡马西平

（monohydroxy-carbazepine, MHD），该代谢物在体内发挥主要药理作用，因此临床上一般通过监测 10- 羟基卡马西平的血药浓度来评价奥卡西平疗效。

2. 监测指标

建议对奥卡西平代谢产物——10- 羟基卡马西平的血药浓度进行检测。10- 羟基卡马西平分子式为：$C_{15}H_{14}N_2O_2$，分子量为 254.28，分子结构见图 4-19。

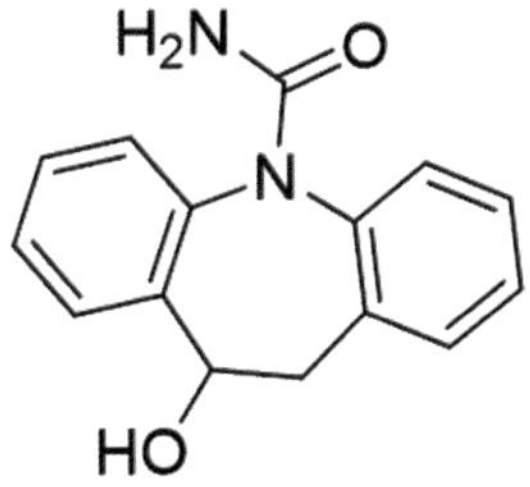

图 4-19 10- 羟基卡马西平分子结构

3. 推荐治疗窗

10 ～ 35 mg/L；中毒浓度：40 ～ 45 mg/L。

治疗具有三叉神经痛的癫痫患者时奥卡西平活性代谢物 10- 羟基卡马西平的治疗目标浓度范围为 50 ～ 110 μmol/L（相当于 13 ～ 28 mg/L），其半衰期为 7 ～ 14 小时（最长可达 20 小时）。

4. 样品采集

（1）采血时间：治疗至少 1 周后，再次服药前空腹采集。

（2）采集类型：采集静脉血 3 ～ 5 mL。

（3）监测频率：根据临床治疗情况而定。

七、血清抗癫痫药物检测

（1）抗癫痫药物浓度检测推荐方法：虽然部分药物血药浓度的检测有免疫发光法，但是因为药物在体内代谢复杂，其代谢产物也经常会干扰药物浓度的测定，因此推荐采用 HPLC 或 LC-MS/MS 方法对药物浓度进行检测。本文以丙戊酸钠、卡马西平、苯巴比妥、拉莫三嗪、托吡酯、左乙拉西坦为例，介绍其典型的液质分析手段。

（2）药物浓度检测常用前处理方法：在前处理方面，和其他 TDM 一样，蛋白沉淀的方式足以分析药物浓度。这里需要注意的是如何尽可能地降低基质效应。比较通用的前处理方式是使用乙腈沉淀蛋白后，使用初始流动相稀释后进样。经常遇到的问题是由于药物浓度较高，质谱检测器存在饱和的现象。因此，建议沉淀后稀释进样，并可通过调整进样量的方式，在兼顾低点的同时，不降低线性范围。

（3）药物浓度检测的液质方法：由于此类化合物，多具有氮杂环结构，在正离子扫描模式时响应较强，故分析时多采用 ESI+ 模式。这里需要指出的是，丙戊酸为不含氮的脂肪酸，其分析模式采用负离子模式。同样也由于丙戊酸的存在，典型的流动相为含乙酸铵的水和甲醇。在此条件下，几种分析物可以满足检测灵敏度和峰型要求。如果使用含酸流动相，会抑制丙戊酸的离子化，进而降低其响应，灵敏度不能满足要求。此外，还需要注意的是，由于质谱需要同时进行正负切换扫描，需要调整通道的驻留时间，以保证色谱峰有足够的扫描点。针对扫描点问题，建议优化梯度分离，采用质谱分段扫描的方式进行分析。也可以考虑前处理方式一起，上机时正负离子模式分开检测（仪器条件不允许的情况下）。

参考文献

[1] 张相林. 治疗药物监测临床应用手册 [M]. 北京 : 人民卫生出版社 , 2020.

[2] 李全斌. 药理学基础 [M]. 北京 : 中国中医药出版社 , 2018.

[3] Schulz M, Schmoldt A, Andresen-Streichert H, et al. Revisited: Therapeutic and toxic blood concentrations of more than 1100 drugs and other xenobiotics[J]. Crit Care, 2020, 24(1):195.

[4] Wilson JW, Estes LL. Mayo clinic antimicrobial therapy: Quick guide[M]. Oxford University Press, 2008.

[5] Dao BD, Barreto JN, Wolf RC, et al. Serum peak sulfamethoxazole concentrations demonstrate difficulty in achieving a target range: a retrospective cohort study[J]. Curr Ther Res Clin E, 2014, 76:104-109.

[6] Liu X, Huang C, Bergen PJ, et al. Chinese consensus guidelines for therapeutic drug monitoring of polymyxin B, endorsed by the Infection and Chemotherapy Committee of the Shanghai Medical Association and the Therapeutic Drug Monitoring Committee of the Chinese Pharmacological Society[J]. J Zhejiang Univ-Sci B, 2023, 24(2):130-142.

[7] 孙同文 , 马小军 , 刘章锁 , 等 . 多黏菌素临床应用中国专家共识 [J]. 中华危重病急救医学 , 2019, 31(10): 1194-1198.

[8] 熊文艺 , 刘成军 . 万古霉素的药物动力学及治疗药物监测研究进展 [J]. 儿科药学杂

志, 2023, 29(1): 60–65.

[9] 万古霉素临床应用剂量专家组. 万古霉素临床应用剂量中国专家共识 [J]. 中华传染病杂志，2012，30(11): 641–646.

[10] 邓阳，徐兵，李昕，等. 美罗培南治疗药物监测的 HPLC 方法探索及其临床采样流程建立 [J]. 中国医院药学杂志. 2020, 40(12): 1334–1338.

[11] 连雯雯，陈文倩，阎雨，等. 美罗培南的药动学 / 药效学研究及治疗药物监测研究进展 [J]. 中国医院用药评价与分析, 2021, 21(1): 121–124+128.

[12] 龚菲. 伏立康唑对他克莫司药代动力学的影响及两药相互作用机制研究 [D]. 南昌 : 南昌大学, 2022.

[13] 叶珍洁，吴灵洁，张晓颖，等. 泊沙康唑药动学及其治疗药物监测方法研究进展 [J]. 药物评价研究, 2021, 44(1): 222–228.

[14] 刘加涛，孙小珊，宋帅，等. 全自动二维液相色谱法测定甲氨蝶呤血药浓度及其临床应用 [J]. 中南药学, 2022, 20(2): 366–370.

[15] 宋再伟，刘爽，赵荣生，等.《中国大剂量甲氨蝶呤循证用药指南》解读 [J]. 中国药房, 2022, 33(16): 2032–2039.

[16] 孔滢，刘红，彭洪薇，等. 二维液相色谱法同时测定人血浆中伊马替尼及去甲伊马替尼药物浓度及临床应用 [J]. 中国现代应用药学, 2022, 39(17): 2229–2235.

[17] William AC, Etienne C, Alan KF, et al. Therapeutic drug monitoring in oncology: International Association of Therapeutic Drug Monitoring and Clinical Toxicology consensus guidelines for imatinib therapy[J]. Eur J Cancer, 2021, 157: 428–440.

[18] 张玉，缪丽燕. 胃肠间质瘤靶向药物的治疗药物监测中国专家共识 [J]. 中国医院药学杂志, 2021, 41(20): 2041–2049.

[19] 陈秀云，林秋雄，侯兴华，等. 9389 例次环孢素治疗药物监测结果及影响因素分析 [J]. 循证医学, 2020, 20(3):169–173.

[20] 王晖，李荣，周玉生. 环孢素 A 治疗药物监测进展 [C]. 第八届全国治疗药物监测学术年会, 河南郑州, 2018.

[21] 胡祎明，袁恒杰. 临床特殊治疗药物霉酚酸、他克莫司及万古霉素浓度监测的研究现状与进展 [J]. 检验医学与临床, 2020, 17(12): 1767–1771.

[22] 戴立波，杨宏昕，韩晓芳，等. 他克莫司治疗药物监测与合理用药分析 [J]. 世界最新医学信息文摘, 2017, 17(57):109+112.

[23] 李雪雁 . 卡马西平治疗药物监测及其临床应用研究 [D]. 新乡：新乡医学院 , 2016.

[24] 李惟滔 , 朱旭 , 肇丽梅 . 治疗药物监测在抢救卡马西平中毒患者中的应用 [J]. 中国医院用药评价与分析 , 2020, 20(6): 727-728.

[25] 钱钊 , 郭美华 , 陈岩 , 等 . HPLC 法与 CMIA 法监测癫痫患者血浆中苯巴比妥浓度的一致性评价 [J]. 中国药物应用与监测 , 2016, 13(2): 80-84.

[26] 叶志康 , 段京莉 . 新型抗癫痫药物在妊娠期的治疗药物监测 [J]. 中国新药杂志 , 2013, 22(7): 793-796.

[27] 周甜甜 , 王夏红 , 张慧芝 , 等 . 基于治疗药物监测的拉莫三嗪个体化用药分析 [J]. 中国药物应用与监测 , 2019, 16(2):75-77+92.

[28] 张朝辉 , 季宏建 , 巩克民 . 高效液相色谱 – 三重四极杆质谱分析血样中托吡酯及代谢物 [J]. 分析仪器 , 2017, (5):37-40.

[29] 蔡乐 , 朱英 , 张明华 , 等 . 高效液相色谱法测定人血浆中左乙拉西坦的药物浓度 [J]. 中国药物应用与监测 , 2018, 15(3):145-147.

[30] 马英华 , 赵宜乐 , 姜锡娟 , 等 . 同位素稀释 –HPLC-ESI-MS/MS 法同时测定癫痫患儿血浆中左乙拉西坦、奥卡西平活性代谢物和拉莫三嗪的药物浓度 [J]. 中国医院药学杂志 , 2022, 42(16):1647-1652.

第五章
常见问题及解决方案

在实际的临床样本的分析检测工作中，会遇到各种问题和故障。在这里我们对仪器常见问题做了简单的梳理，以帮助仪器操作人员尽快发现问题，避免反复测试，提高工作效率。这些问题和故障，可能源于质谱仪器，也可能是液相或前处理问题导致的。因此，判断问题的基本思路是定位问题来源。本章将会对常见问题及原因做一个简单描述，为操作人员提供排查思路。色谱图能很直观地反映仪器的工作状态，本章从色谱图入手作为故障排除指南。

第一节 色谱峰没信号

色谱峰没信号（图5-1A、B），发生这样问题的原因很多，先要查看色谱图的基线。

（1）色谱基线非常平整。

由于样本和溶剂杂质的影响，色谱基线往往会出现许多小的杂峰。然而，如果观察到色谱基线异常平整（图5-1 A），没有任何小杂峰，这可能表明液相色谱端没有液体流入质谱仪。此时，应检查离子源腔体内是否有喷雾现象。如果离子源腔体配备了照明设备，可以打开灯进行观察；如果没有，则可以使用手电筒照射以便查看。如果没有喷雾，这表明没有液体流入，需要检查液相色谱的前端压力和管路是否存在问题。如果有喷雾，这可能意味着问题出在质谱仪端，此时应联系设备厂家的工程师进行检查和维修。此外，对于那些设计有隔断阀的质谱仪，还应检查隔断阀是否已经正确打开。

（2）色谱基线有小杂峰。

如果色谱基线有小杂峰（图5-1 B），但无目标峰，通常进行三个方面排查：样本问题、液相问题及质谱问题。①样本问题：样本本身不含有待测物质，或者含量过低，质谱无法检出。②液相问题：可能存在由于进样量过低或者是进样针高度设置不合适导致该问题（若是自动进样器硬件问题，需联系设备厂家）；由于各种人为误操作等问题使得液相色谱条件变化（有流动相流路自动切换功能的液相，较容易发生误操作），比如液相管路有气泡或者存在漏液等。如果在色谱优化阶段出现该现象，可能是由于色谱条件不合适，使得目标峰未洗脱出来，或者死时间出峰，最终会发生目标峰未出现现象。③质谱问题：原因和解决办法会比较复杂，通常先排查质谱真空度数值是否正常，再排查氮气发生器供气气压是否正常，若还未找到原因，可以将离子源进行重新拆卸和安装；若以上办法均无法解决，建议联系设备厂家。

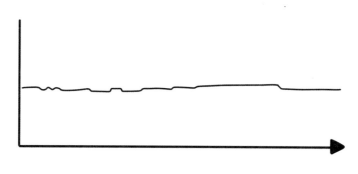

图 5-1A　色谱峰无信号（1）

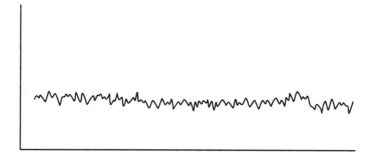

图 5-1B　色谱峰无信号（2）

第二节 色谱峰信号强度下降

色谱峰信号强度下降，与无信号的排查方式相近。①样本问题，样本里待测物是否有降解，或者处理不当导致的问题；②液相问题，流动相配置是否正确，流动相流路切换是否正确，柱压是否正常，进样量是否正确；③质谱问题：真空度参数是否正常，氮气发生器有无报警以及各气路气压是否正常，离子源喷雾是否顺畅（是否存在喷雾断断续续，不成扇形喷雾或者喷歪等现象），离子源喷针探头的空间位置（X、Y、Z坐标）是否正确，质谱锥孔是否有杂质堵塞等现象；如若还未解决，再进行质谱质量数校准，确认是否存在质荷比偏离。以上排查均未发现问题，则需要进行更专业的排查，联系设备厂家。

第三节 色谱峰异常

常见的异常色谱峰包括前延峰、拖尾峰、宽峰、肩峰、双峰以及杂峰等（图5-2）。色谱峰异常最常见的原因是溶剂效应，其次是色谱柱。

（1）前延峰：由于色谱柱超载（样品量超过色谱柱的样品容量）引起的，将样品稀释10倍后再进样；或者更换色谱柱，改用更大载样容积的色谱柱。

（2）拖尾峰：是由分析物与固定相的相互作用引起的，或者是连接不良出现死体积，比如碱性分析物与硅基键合相的酸性残余基团相互作用引起的拖尾，解决办法首选是更换色谱柱。

（3）宽峰：色谱柱效率可能太低。尝试换更长的柱或更小的颗粒直径或使用最佳流量；个别化合物由于色谱柱温不够也会出现宽峰，例如环孢素A等。

（4）肩峰：色谱柱超载比较容易出现肩峰或者平头峰。

（5）双峰：从碰撞室、离子源、色谱柱、管路链接、流动相、环境、样品制备、内标选择等层面都有可能导致出现双峰问题。

（6）干扰峰：主要指样品制备、分析过程中引入的未知干扰物，以干扰峰或"鬼峰"

的形式出现。典型的因素包括液相系统管路带来的干扰,流动相配置容器带来的干扰;样品保存容器带来的干扰;环境中的挥发性污染物带来的干扰等。

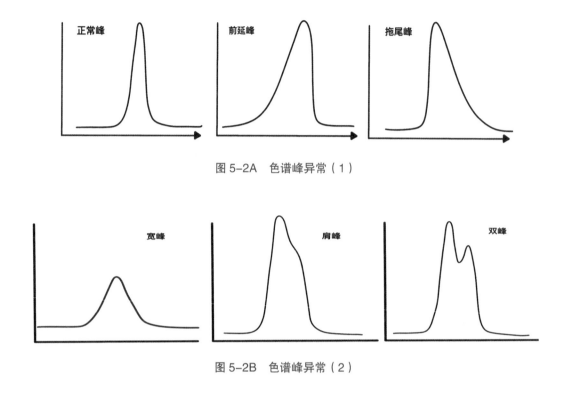

图 5-2A　色谱峰异常（1）

图 5-2B　色谱峰异常（2）

第四节　背景噪音高

1. 方法建立初期即出现高背景噪音

（1）检测设备本身会产生背景噪音,同一厂家不同型号设备的背景噪音存在差异,高端的四极杆质谱灵敏度较高,背景噪音通常也比低端型号仪器高,但高端机型相对的信号强度更高,信噪比通常更好,如果信噪比达不到要求,应排查仪器是否存在问题。

（2）有些化合物的背景噪音高,例如质量数较低的化合物存在很多类似物的干扰,会出现背景噪音高的现象。

（3）化合物的离子对选择不当也会出现较高的背景噪音。

（4）质谱条件优化时,通常使用高浓度标液直接从质谱的针泵系统进样,如果操作不当，就会出现质谱通道污染，造成该化合物背景噪音高。这类情况下离子源污染的可能性较高，通过清洗离子源（尤其是源内的废气通道入口端），可以将噪音降低到之前的 1/10 甚至 1/100。

（5）若还是存在较高的背景噪音，则需要对流动相进行长时间清洗。

2. 背景噪音突然大幅升高

当背景噪音突然升高，应从质谱、色谱柱和流动相三个方面排查。①质谱问题通常是离子源污染，通过清洗离子源内腔体（尤其是源内的废气通道入口端）后观察噪音有没有大幅下降。②色谱柱问题是各种原因导致的色谱柱污染，通过更换色谱柱来进行排查即可。③流动相问题，可能流动相含杂质较多，流动相污染等造成高背景噪音，需要先把流动相瓶进行清洗，然后更换纯度等级高的溶剂和添加剂，进行较长时间的冲洗（建议至少冲洗半天）。

第五节　数据重现性差

当质谱检测数据的重现性差，可以从以下几个方面排查：①排查液相压力和质谱真空度是否正常、稳定，氮气发生器供气压力是否正常、稳定，是否存在漏液或者堵塞等问题。②排查仪器问题，用两通装置替换色谱柱，使用等度的液相方法，用同一个进样瓶中的标准溶液，连续重复进样多针，监控数据的波动性，如果数据重现性不好，液相的自动进样器或者质谱端可能存在问题，需联系设备厂家。如果没问题，使用色谱柱，重复以上操作，排查色谱柱问题；再使用梯度的液相方法，重复操作，排查液相条件。③若以上均没问题，需确认色谱峰型是否对称，保留时间是否稳定，色谱峰强度是否有下降。色谱峰型异常的排查办法见本章第三小节。若保留时间不稳定，需排查色谱方法（尤其是色谱梯度）是否合适，以及色谱柱是否存在问题。如果流动相组成发生变化，则除 t_0 外，其余峰的保留时间都会发生变化。检查给色谱柱的流动相组成是否正确（图 5-3A、B）；如果 t_0 改变了，那么流量也变。可能是泵的问题（止回阀或泵密封问题）。若色谱峰的信号强度较小，浓度值在检出限附近的样本，精密度相对较差。④排除以上问题后，需检查是否由基质本身引起的干扰，以及前处理的参数选择是否得当等多种因素。

保留时间能增加

一个峰在比较短的时间可以很好保留，现在延长了

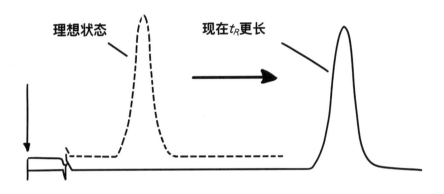

图 5-3A 保留时间漂移（1）

保留时间下降

一个峰在K=8时可以很好保留，现在K=2

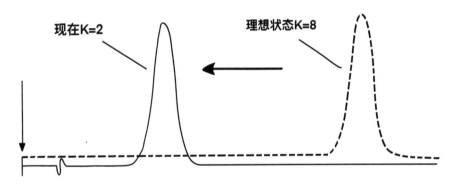

图 5-3B 保留时间漂移（2）

第六节 真空度异常

质谱真空度对于仪器工作状态影响较大，正如前面介绍的多种问题出现可能都与真空度状态是否正常有关，所以实验人员需要重点关注真空度状态及其变化情况。

表 5-1　真空度异常原因及处理措施

	异常情况	可能原因及处理措施
真空度变好	真空度突然变好（即真空度数值变小）	可能锥孔堵塞，使用无尘纸擦洗锥孔，擦洗后等待一会即可
真空度差	刚开机时差	停机时间较长，真空抽得慢；过夜抽，抽真空多用些时间
		湿度大，真空度容易抽不上去；房间中增加除湿器
		开启机械泵前戴无尘手套按着 Oriface 抽几秒，离子源密封性好，抽得更快
	真空度突然变差	机械泵油脏了；及时更换机械泵油
		机械泵的密封垫由于长时间使用密封性不好；联系维修工程师更换

附录
中英文对照词表

A

阿米卡星（amikacin）

氨基酸（amino acids）

氨甲酰磷酸合成酶缺乏症（carbamoyl phosplate synthetase deficiency, CPSD）

B

保留时间（retention time, RT）

苯巴比妥（phenobarbital）

苯丙酮尿症（phenylketonuria, PKU）

吡哆胺（pyridoxamine, PM）

吡哆醛（pyridoxal, PL）

变异系数（coefficient of variation, CV）

泊沙康唑（posaconazole）

C

肠磷酸酶（intestinal phosphatase, IP）

超滤法（ultrafiltration）

初级胆汁酸（primary bile acid）

磁珠法（magnetic beads extraction, MGE）

雌二醇（estradiol）

雌三醇（estriol）

雌酮（estrone）

次级胆汁酸（secondary bile acid）

D

大气压光电离源（atmospheric pressure photoionization, APPI）

大气压化学电离源（atmospheric pressure chemical ionization, APCI）

单胺氧化酶（monoamine oxidase, MAO）

胆汁酸谱（bile acid profiles, BAP）

蛋白沉淀法（protein precipitation, PP）

地塞米松抑制试验（dexamethasone suppression test, DST）

电喷雾电离源（electrospray ionization, ESI）

电子电离源（electron ionization, EI）

蝶啶（pteridine）

蝶酰谷氨酸（pteroylglutamic）

定量上限（upper limit of quantification, ULOQ）

定量下限（lower limit of quantification, LLOQ）

对氨基苯甲酸（p-aminobenzoicacid, PABA）

多巴胺（dopamine, DA）

多囊卵巢综合征（polycystic ovary syndrome, PCOS）

多黏菌素 B（polymyxin B）

多重反应监测（multiple reaction monitoring, MRM）

E

儿茶酚胺（catecholamines, CAs）

二氢叶酸（dihydrofolic acid, DHF）

二氢叶酸还原酶（dihydrofolate reductase, DHRF）

F

反相色谱法（reverse-phase columns, RPC）

泛酸（pantothenic acid）

飞行时间质量分析器（time of flight mass analyzer）

非酮性高甘氨酸血症（nonketotic hyperglycinemia, NKHG）

峰高（peak hight, h）

峰面积（peak area, A）

伏立康唑（voriconazole）

副神经节瘤（paraganglioma, PGL）

精准给药（model-informed precision dosing, MIPD）

静电场轨道阱质量分析器（orbitrap mass spectrometer）

K

卡马西平（carbamazepine）

库欣综合征（Cushing's syndrome, CS）

L

拉莫三嗪（lamotrigine）

酪氨酸血症Ⅰ型（tyrosinemia type Ⅰ, TYR Ⅰ）

酪氨酸血症Ⅱ型（tyrosinemia type Ⅱ, TYR Ⅱ）

酪氨酸血症Ⅲ型（tyrosinemia type Ⅲ, TYR Ⅲ）

类固醇激素（steroid hormones, SHs）

离子检测系统（ion detection system）

离子交换色谱法（ion-exchange columns, IEC）

离子阱质量分析器（ion trap mass analyzer）

离子喷雾电压（ion spray voltage）

离子源（ionization source）

利奈唑胺（linezolid）

邻苯二酚－甲基转移酶（catechol-*o*-methyltransferase, COMT）

磷脂去除板法（phospholipid removal media, PLR）

硫胺素（thiamine）

硫唑嘌呤（azathioprine）

M

毛细管电泳（capillary electrophoresis, CE）

美罗培南（meropenem）

N

耐甲氧西林金黄色葡萄球菌（methicillin-resistant Staphylococcus aureus, MRSA）

P

鸟氨酸氨甲酰磷酸转移酶缺乏症（ornithine transcarbamylase deficiency, OTCD）

碰撞能（collision energy, CE）

碰撞气（collision gas, CAD）

碰撞诱导解离（collision-induced dissociation, CID）

皮炎（dermatitis）

皮质激素传递蛋白（corticosteroid-binding globulin, CBG）

葡萄糖苷酶（glucosidase）

Q

气相色谱（gas chromatography, GC）

侵袭性真菌感染（invasive fungal disease, IFD）

亲水作用色谱法（hydrophilic interaction liquid chromatography, HILIC）

氰钴胺素（cobalamins, Cbl）

去簇电压（declustering potential, DP）

去甲肾上腺素（norepinephrine, NE）

醛固酮与肾素活性比值（aldosterone renin ratio, ARR）

S

色谱图（chromatogram）

上皮钠通道（epithelial sodium channel, ENaC）

射频（radio frequency, RF）

肾上腺皮质增生症（congenital adrenal hyperplasia, CAH）

肾素活性（plasm renin activity, PRA）

肾素-血管紧张素-醛固酮系统（renin-angiotensin-aldosterone system, RAAS）

视黄醇结合蛋白（retinol-binding protein, RBP）

嗜铬细胞瘤（pheochromocytoma, PCC）

双氢睾酮（dihydrotestosterone, DHT）

水解（hydrolysis）

水溶性维生素（water-soluble vitamins）

丝氨酸羟甲基转移酶（serine hydroxymethyltransferase, SHMT）

死区时间（dead time, t_0）

四极杆质量分析器（quadrupole mass analyzer）

四氢叶酸（tetrahydrofolate, THF）

他克莫司（tacrolimus）

体积排阻色谱法（size exclusion chromatography, SEC）

同型半胱氨酸尿症（homocystinuria, HCY）

托吡酯（topiramate）

脱氢表雄酮（dehydroepiandrosterone, DHEA）/硫酸脱氢表雄酮（dehydroepiandrosterone sulfate, DHEA-S）

W

雾化气流（nebulizer gas flow, GS1）

X

系统适用性测试（system suitability testing, SST）

线粒体叶酸转运体（mitochondrial folate transporter, MFT）

相对标准偏差（relative standard deviation, RSD）

相对误差（relative error, RE）

香草扁桃酸（vanillylmandelic acid, VMA）

信噪比（signal to noise ratio, S/N）

雄酮（androsterone）

雄烯二酮（androstenedione, A4）

选择性反应监测（selected reaction monitoring, SRM）

血管紧张素Ⅰ（angiotensin Ⅰ, Ang Ⅰ）

血管紧张素Ⅱ（angiotensin Ⅱ, Ang Ⅱ）

血管紧张素原（angiotensinogen, AGT）

血管紧张素转换酶（angiotensin-converting enzyme, ACE）

血浆醛固酮浓度（plasm aldosterone concentration, PAC）

Y

亚胺培南（imipenem, IMP）

烟酸（niacin）

烟酸尿酸（nicotinuric acid）

烟酰胺（nicotinamide, NAM）

盐皮质激素受体（mineralocorticoid receptor, MR）

盐酸万古霉素（vancomycin）

衍生法（derivatization）

叶酸循环（folate cycle）

液相色谱（liquid chromatography, LC）

液液萃取（liquid-liquid extraction, LLE）

游离胆汁酸（free bile acid）

有机阴离子转运多肽（organic anion transporting polypeptide, OATPs）

有证参考物质（certified reference materials, CRMs）

原发性醛固酮增多症（primary aldosteronism, PA）

源温度（source temperature）

孕酮（progesterone）

孕烯醇酮（pregnenolone）

Z

正相色谱法（normal-phase columns, NPC）

脂溶性维生素（fat soluble vitamins, FSV）

直流（direct current, DC）

质量分析器（mass analyzer）

质谱法（mass spectrometry, MS）

转甲状腺素蛋白（transthyretin, TTR）

紫外线辐射（ultra-violet radiation, UVR）

总离子流（total ion chromatogram, TIC）

最低抑菌浓度（minimal inhibitory concentration, MIC）

左乙拉西坦（levetiracetam）

其他

3- 甲氧酪胺（3-methoxytyramine, 3-MT）

4- 吡哆酸（4-pyridoxic acid, 4-PA）

5,10- 亚甲基四氢叶酸（5,10-methylenetetrahydrofolate, 5,10-MTHF）

5,10- 亚甲基四氢叶酸还原酶（5,10-methylenetetrahydrofolate reductase, MTHFR）

5- 甲基四氢叶酸（5-methyltetrahydrofolate, 5-MTHF）

5- 磷酸吡哆醛（pyridoxal 5-phosphate, PLP）

5- 羟脯氨酸血症（5-oxprolinuria（pyroglutamic aciduria）, 5-OPRO）

10- 羟基卡马西平（monohydroxy-carbazepine, MHD）

11- 去氧皮质酮（11-deoxycorticosterne, DOC）

17- 羟孕酮（17-Hydroxyprogesterone, 17-OHP）

21- 羟化酶（21-hydroxylase deficiency, 21-OHD）

25- 羟基维生素 D2（25-hydroxy vitamin D2）

25- 羟基维生素 D3（25-hydroxy vitamin D3）

α- 生育酚转移蛋白（α-tocopherol transfer protein, α-TTP）

β- 胡萝卜素 -15,15'- 单加氧酶（β-carotene 15,15'-monooxygenase, BCMO1）

后 记

　　精准医疗对疾病诊疗精确方法的需求,推动了医学实验室检测技术的不断创新。在过去的半个世纪里,我们见证了新的分析技术和方法对诊断和治疗领域所带来的深刻影响。尽管免疫方法在许多体外诊断程序中被广泛应用于目标分析物的检测,但我们也清楚地意识到其存在一些局限性,因此我们需要寻找更为有效的替代方案。

　　质谱(MS)作为一种高灵敏度、高通量的分析技术,近年来备受关注。其在分子病理学诊断方面的表现,已经超越了传统的化学/生物化学方法。自从一个多世纪前首次开发了质谱技术以来,这一领域不断迭代,不断涌现出新的离子源设计,分辨率和灵敏度得到了大幅提升,同时也实现了微型化。通过质谱技术开发的新型诊断生物标志物,在评估疾病风险、筛查、预后、药物选择和监测方面的作用越发凸显。当 MS 与气相色谱(GC–MS/MS)或液相色谱(LC–MS/MS)联用时,其分析能力进一步扩展,也将其在临床实验室医学领域的应用范围拓展至遗传代谢病、内分泌学和临床毒理学等领域。

　　近年来,基质辅助激光解析电离飞行时间质谱仪(MALDI-TOF MS)在微生物鉴定方面的运用彻底改变了临床微生物学实验室中微生物的鉴定手段,极大地缩短了检测时间。这一技术的改进不仅可以替代或增强传统的细菌和真菌菌株鉴定方法,同时也为微生物学研究提供了全新的可能性。此外,基质辅助激光解析电离(MALDI)成像质谱技术开启了活检样本全面分子成像分析的新篇章。不同的组织样本可以生成一系列特定的分子图谱,通过针对特定切片进行组织学引导分析,可区分出具有相似组织学特征的不同疾病的蛋白质谱,并找到区分两者的特异性标记物。

　　近期环境电离质谱技术(ambient ionization MS)的发明,更加增强了质谱技术的适用性。这一技术几乎不需要对生物样品进行预处理,即可快速进行原位分析,使得质谱技术成为临床现场或床边诊断的强有力工具。借助这项技术,医务人员能够快速检测生物标志物，做出及时的医疗判断。

个性化医疗正在成为医学发展的主流趋势。近年来，随着蛋白质组学、代谢组学等组学技术的发展，结合质谱研究可以测量传统方法无法检测到的生物标志物。这些特异性生物标志物与疾病的发展和未来不良事件风险之间存在着直接或间接的机制关系。例如，现有的免疫检测方法对于心血管疾病标志物的 B 型利钠肽 (BNP) 的检测缺乏特异性，无法同时检测全长 BNP 分子和血液中存在的截短片段。利用质谱技术可以分析这些截短片段，帮助区分急性心衰患者的风险等级。个性化医疗能够帮助医生增强临床决策能力，制订更有效的治疗方案，提高治疗效果。此外，质谱技术为检测低浓度的 DNA、RNA 和蛋白质提供了一种可靠的方法，在基于细胞外囊泡的诊断方面的拓展非常有前景。在器官发育和病理学研究方面，质谱技术可以分析类器官和器官芯片中的各种生物分子，帮助研究人员更好地理解器官的正常发育过程和疾病发生发展的机制，对大脑、肝脏、肿瘤等器官的发展和病理提供了宝贵的见解，有望替代或补充传统的动物实验模型。在肿瘤学领域，质谱技术能在识别生物标志物和追踪肿瘤分子变化方面发挥精准的作用，对实现个体化的癌症治疗策略起到了关键作用。

尽管质谱技术在临床诊断和治疗领域取得了显著进展，但其广泛应用仍面临着一些亟待解决的挑战：①识别范围有限，目前质谱技术主要用于识别已知的基因突变和修饰，无法发现新的变异。因此，需要与下一代测序技术结合，以全面解析患者的基因组信息。②质谱仪器设备成本高昂，特别是高通量、高灵敏度的质谱系统，对临床机构的预算造成了较大压力。因此，亟需研发低成本、高性能的质谱技术，降低临床应用成本。③质谱技术的灵敏度高，同时也容易受到样品污染的影响，导致假阳性结果。因此，需要建立严格的实验室环境控制和质谱操作规范，并加强技术人员的培训，以确保检测结果的准确性。④质谱技术操作复杂，前处理自动化水平低，对人员的技术水平要求较高，影响了检测效率和结果的一致性，因此，亟需开发自动化质谱分析技术，降低对技术人员的依赖，提高质谱操作的标准化和一致性。⑤商业认证的参考物质、校准物质和质控品对于保证质谱结果的标准化和准确性至关重要。然而，目前这类材料的开发和应用尚处于起步阶段，需要进一步完善和推广。

随着技术进步和成本下降，质谱技术在临床领域的应用前景广阔。未来的发展可以通过以下几个方面实现：①针对不同临床需求开发高通量、高灵敏度、低成本的新型质谱平台，拓展其应用范围；②探索即时检测应用，简化样品制备和分离流程，实现快速、便捷的即时检测，满足临床诊断和治疗的实时需求；③加强标准化建设，建立完善的质谱标准体系，包括参考材料、校准物质和质控样本的开发和应用，确保结果的准确性和可靠性；④促进自动化应用，开发自动化质谱分析技术，降低对技术人员的依赖，提高操作的标准化和一致性；⑤将质谱技术与基因组学、转录组学、蛋白质组学等结合，进行多组学数据分析，为疾病诊断和治疗提供更全面的信息。相信通过持续努力，质谱技术将在临床诊断、治疗和监测等领域发挥重要作用，为精准医疗的发展做出更大贡献。

　　本书在编写过程中得到了多方的支持，感谢三位主编所做的大量的编写、统稿工作；感谢复旦大学附属华山医院关明教授对书稿的审定；感谢谢晓磊博士对本书所做的审校工作；感谢徐润灏、刘俊兰作为编者的辛勤付出，感谢 ABSCIEX 公司应用支持部门、裕菁公司研发团队、中科清紫公司研发团队以及美康公司研发团队的支持。由于时间仓促，尚属草创，定有不少疏漏之处，还待继续提高和充实，希望广大读者批评指正。

编者

2024.8